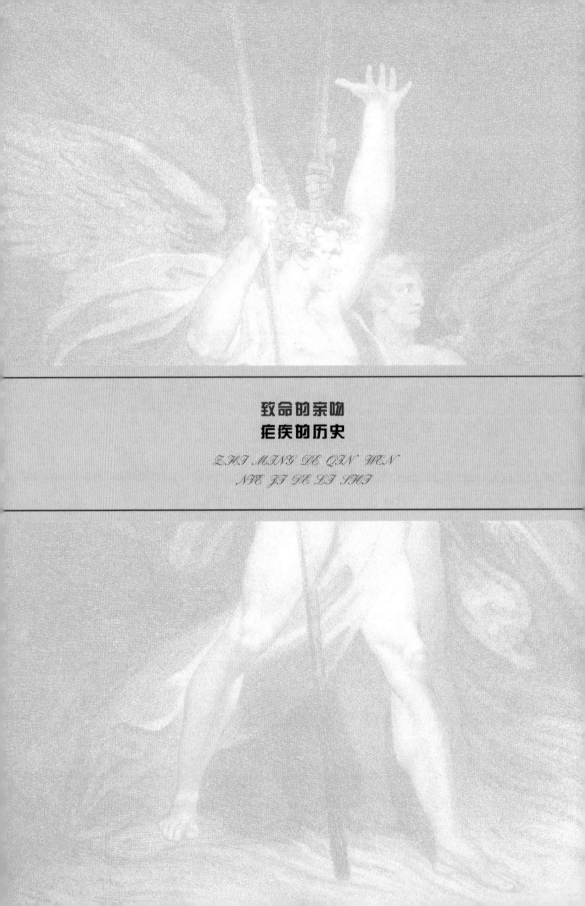

致命的亲吻
疟疾的历史

ZHI MING DE QIN WEN

NVE JI DE LI SHI

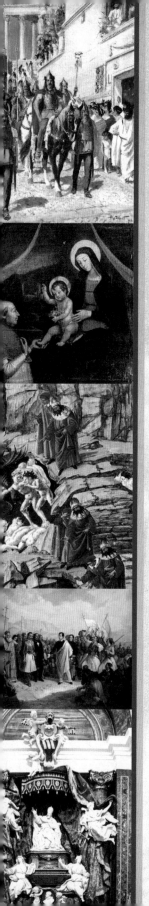

致命的亲吻

疟疾的历史

余凤高 著

中国文史出版社

目　录

前　言

　　它不像豺狼虎豹，在深山野林中，一声狂吼大叫，奔跑过来，咬住路人的脖颈，然后拖去作为它的食物。它也不像蜥虫蛇蝎，从某个阴暗的角落潜行出来，当面或者偷偷地一口咬住，夺去人的生命。不是的，它不过是一只不起眼的小虫，不知底细的人，根本不会把它放在眼里，而且只需对着它轻轻一拍，就可以不费吹灰之力，将它拍死。但它在人类社会中，却是一个重要角色。

　　是的，它就是蚊子。夏秋之际的夜晚，它从山间、林中或者河边的水坑或盐沼地里出来，随着翅膀振动产生嗡嗡声，然后像在这音乐的伴奏之下，舞蹈似的，摇摇摆摆，颇有风度地飞到人的身边，悄悄停在人的皮肤上，轻轻地将鼻子伸进人的体内，吸去一点血液，然后，通过唾液，以它特有的礼品——疟原虫的孢子相回赠。于是，若干天之后，这礼品在人体内发育成为孢子体的疟原虫，先是进入人肝的实质细胞，然后到红细胞，并在此分裂，形成12—24个裂殖子，几乎同时破坏红细胞，继而进入血浆再感染新的红细胞。被破坏的红细胞会释放毒素，使人产生周期性畏寒或发热的典型的疟疾症状。

　　世界上，属于双翅"目"的蚊"科"的昆虫，也就是俗称的蚊子多达2500"种"。按蚊科下面有3个重要的"属"，其中按蚊属的蚊子也有400多"种"，不过只有67种被发现可被疟原虫孢子自然

1

感染，而且只有大约 30 种被确定为疟原虫的重要媒介；特别是，在通常情况下，地方性疟疾传播中，只会有 1—3 种按蚊媒介传播。

但就是这 1—3 种按蚊媒介传播的疟疾，一直在世界上产生着十分重大的影响。在历史上，有多少国王、教皇、军事家和作家、艺术家等著名人物，因为被传染了疟疾，而影响到战役的成败、历史的进展甚至国家的衰亡。就是在今天，疟疾仍见于热带和亚热带地区，是所有严重传染病中最常见的疾病，是世界上最主要的死亡原因之一。据世界卫生组织报告，至 2019 年，全球仍然有大约 40% 的人口受到疟疾的威胁，每年有 3.5 亿—5 亿人感染疟疾，110 万人因疟疾死亡，每天有 3000 名儿童因患疟疾而失去生命。对全世界大约 1/2 的人而言，疟疾迄今仍是公众健康所面临的最严重威胁之一。

本书希望展示，有史以来人类是如何与疟疾周旋的。

第一章 疫 情

罗　马

1988 年至 1992 年，美国亚利桑那大学的考古学家戴维·索伦（David Soren）和他的团队，在意大利罗马附近翁布里亚区的卢格纳诺（Lugnano，Umbria）发掘出 47 具公元前 5 世纪的婴儿的尸体。研究发现，这些婴儿都是连续在一个短时间内死亡，然后被以敬献异教神祇所特用的神秘祭品，草草埋葬在一个垃圾堆里。在这些尸体旁，另有村民们埋葬的一片从一只六岁犬的嘴上撕下来的下巴，以及一具直接从中间剖开的狗的尸体，还有几只涂鸦的脚爪和烤焦的金银花。其中那个两岁的孩子，两手两脚都被硕大的石块和瓷砖压住。

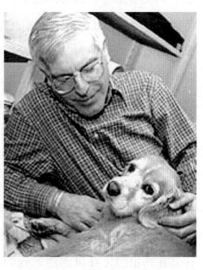

美国考古学家戴维·索伦

世界顶级自然科学刊物《自

1

然》在2001年8月30日出版的一期，以"DNA（脱氧核糖核酸）在古罗马婴儿墓地查明最早的疟疾"为题，报道这一考古发掘时，引索伦的话说："这不是正常在罗马墓地埋葬的模式"，原因是在埋葬地点，发现有巫术的迹象，包括小狗的骷髅，也许是为了抵御被认为引发该病的恶魔。研究遗骸处的土质证明，这些婴儿都是在几周内被埋葬的，他们骨骼上多处蜂窝状的图像表明是贫血这一疟疾的典型症状，而且当时的文献上也提到那段时间流行严重的疟疾。据此，罗马大学的寄生虫学家马里奥·科伦兹（Mario Coluzzi）肯定地说，鉴于这些骨骼的情况，"疟疾是导致（这些婴儿）死亡的最合乎逻辑的解释"。

这是疟疾在公元前5世纪就已侵扰着意大利人的人类学证据。

在罗马附近的卢格纳诺发现古代疟疾的证据具有明显的典型意义。事实是，即使到了19世纪，意大利，特别是它中部台伯河畔的罗马，仍是世界著名的疟疾区。这与意大利，尤其是罗马的地貌不无关系。

疟疾不像哮喘或某种癌症，是一种环境造成的疾病。然而它的传播，却要取决于环境条件。它需得有肥沃的基地、适量的水分和充足的阳光。另外，蚊子叮咬宿主——人或动物传播疟疾，也需要有一定的条件。尽管疟原虫是世界上最致命的病原体之一，但是如果蚊子叮错了宿主，或者蚊子体内太冷或太热，病原体未及在蚊子体内发育成功就死了，可能仍旧不能传染疾病。此外，除了灭蚊，天气也影响疟疾的传播，例如干旱夏日或秋冬季节都是蚊子的末日。在所有影响疟疾传播的因素中，最重要的是蚊子的种类。地球上有430种不同种的按蚊，其中约有70种传播疟疾。例如在北欧，就不常看到热带非洲的按蚊。而传播疟疾的按蚊，也需将卵子产于水中，让其在那里孵化并以漂浮的残骸为食。幼虫的存活还取决于是否适应其种类的地方。综合这些因素看，从地貌学看，罗马便是一个有利于疟疾流行的地区。

早在公元前1500年的青铜器时代，甚至更早，就有人在这个叫罗马的地方居住；到公元前1000年初，开始有人在这里定居；200多年后，公元前753年，在台伯河岸建起罗马古城。

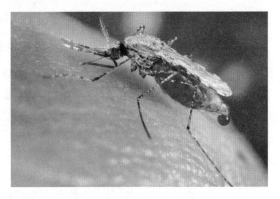

按蚊

台伯河源出亚平宁山脉富默奥洛山坡，向南穿过一系列山脉和宽谷，流经罗马之后，于奥斯蒂亚附近注入地中海的第勒尼安海。台伯河经常洪水泛滥，尤其在雨季，更加严重。古代的罗马人也曾做过努力，希望控制河的下游，但由于他们对水力原理的无知，阻

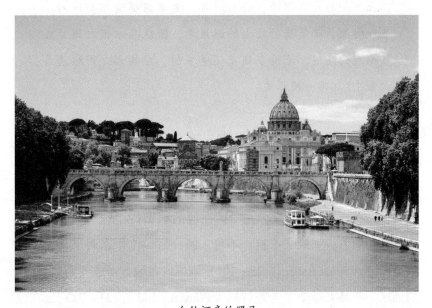

台伯河旁的罗马

碍了防洪事业的发展，结果留下一个个水塘和水坑。这些水塘和水坑，便成为蚊子的滋生地。到了公元前4世纪，疟疾成为罗马的地方病，以致出现"罗马热病"（Roman fever）或者"罗马瘟疫"（Roman plague）等专指疟疾的名词。美国罗马史专家凯尔·哈珀在《罗马的命运：气候、疾病和帝国的终结》中这样分析地貌的改变使罗马疟疾流行：

> 罗马人不只是改造地形，而且会将自己的意志强加于自然。他们砍伐树木，烧毁森林，改造河道，抽干湖泊，还在最棘手的沼泽中修建道路。人类对环境的入侵是一种危险的游戏。它不仅让我们接触到陌生的寄生虫，还能引发连锁的生态变化，带来不可预知的后果。在罗马帝国，自然实施了残酷的报复，其主要手段是疟疾。通过蚊子叮咬传播，疟疾成了罗马文明无法摆脱的痛苦。在罗马城中，山丘下面的大片沼泽，还有河谷，更不用提遍布全城的水池和喷泉，都是携菌蚊虫的避风港，使这座永恒之城变成了疟疾的泥沼。无论在城市还是乡村，疟疾都是严格恶毒的杀手。（李一帆译文）

古罗马人深知，像罗马南方肥沃的蓬蒂内沼泽地（Pontine Marsges）很适合农业种植，但也知道这些被杂草和灌木丛覆盖的沼泽地中，停滞的污水和疟疾之间的关系，特别是在夏季期间。古罗马诗人贺拉斯（Horace，前65—前8）在他的讽刺诗中曾写到，他夜里穿越这些地方，受蚊子干扰，不得入睡。另一位作家西里乌斯·伊塔里库斯（Silius Italicus，25—101）则把这些地方说成"繁殖疾病"的地区。罗马大科学家老普林尼（Pliny the Elder，23—79）也在他的《博物志》中提到，说在罗马，道路"穿过山丘"可能阻碍天然的排水，从而为昆虫创造出新的繁殖地。从罗马至坎帕尼亚（Campagna）、通往意大利南部著名的阿庇安大道（Via Appia）大概就因此而加剧了蚊子的问题，进而加剧了疟疾的问题。

从公元前1世纪的尤利乌斯·恺撒和以后的多位教皇，到拿破仑和墨索里尼，都曾试图排空中南部那著名的隐藏疟疾的蓬蒂内沼泽，直到20世纪30年代才得以实现这一目标。在这么长的时间里，有许多人被疟疾夺去了生命，遭受疟疾的痛苦。如1861年宣布意大利统一成立意大利王国仅三个月，疟疾就夺去意大利联合王国的第一任总理的生命；西西里岛的2200名铁路工人中有1500人染有疟疾，18万常备军中1万人因疟疾而住院。

公元前600年，希腊的各大城市正在与亚洲和非洲一些传播疟疾的国家进行贸易并发生冲突。这正是希腊最荣耀的时期，当时，患有疟疾的人贩子，还有奴隶、士兵一次又一次来希腊，将疟疾的寄生虫带给希腊的按蚊。这样，到了公元前4世纪，疟疾就成了古希腊的一个大问题。医学史家甚至认为，古希腊时代的疟疾，不但影响了历史大事件，甚至是导致希腊文明灭绝的原因。弗朗索瓦·勒吉夫和路易斯·西里尔在《希腊罗马时代的疟疾》（François Retief and Louise Cilliers：*Malaria in Graeco-Roman Times*）中引用一位医学家的论述，说在公元前413年的第二次伯罗奔尼撒战争的西西里锡拉库萨（叙拉古）战役中，叙拉古郊外的雅典军队可能就是因为染上疟疾而大量死亡。这位医学史家说："叙拉古的指挥官故意将雅典的军力限制在一个著名的传染发热病的地段。（因为）恶性疟原虫传播的疟疾，对雅典人来说，是一种无免疫能力的新病，死亡也就是必然的结果了。"另外，这位医学史家还说："可以提出的一个最好的病例是公元前323年亚历山大大帝在巴比伦死于疟疾，他是在美索不达米亚低地的沼泽地区染上这病的。"

位于意大利中部以西大约200千米的撒丁岛（Sardinia）本是理想的农业之地，是罗马人最重要的粮食来源地之一，但它又是意大

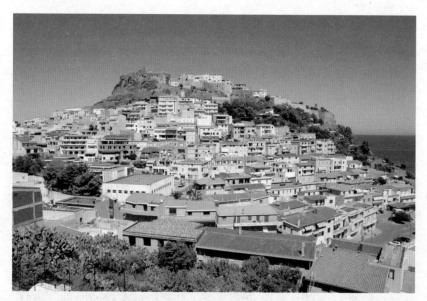
撒丁岛——为躲避蚊子，房子都建在高处

利最著名的疟区。从最早征服希腊时代开始，直到现代，疟疾的发病率和死亡率都很高。

撒丁岛是疟疾在南欧最早获得立足的地区之一。这个岛屿原是一个健康而繁荣的文明遗址。公元前7世纪腓尼基人在这里的海岸建立贸易站，并没有造成繁殖蚊子的环境。但是迦太基人在公元前5世纪入侵该岛后，他们占据了低地核心地带的主要地区，逐渐将它转变为农业用地，为生产小麦和亚麻建立了大型种植园。为了耕种这些土地，迦太基人从北非进口奴隶作为劳动力。撒

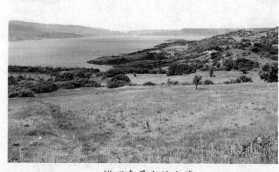
撒丁岛最大的水库

丁岛上的这种农业转型对疟疾流行产生了不小的影响。因为广泛种植粮食导致岛屿上的森林被砍伐，从而加剧了低地地区洪水和沼泽的形成，特别是在该岛的南部地带。这些变化为蚊子提供了繁殖的场所。在迦太基时期和罗马帝国时期，撒丁岛与疟疾有关的死亡率记录，表明了恶性疟原虫的存在。这可能就是来自北非的奴隶带入的。

罗马人在公元前283年占领撒丁岛后，延续了迦太基人开发农业的模式。撒丁岛成为罗马小麦生产的主要来源。到了这个时候，疟疾已经是如此普遍，以致因为疾病和死亡，使罗马人面临劳动力的缺乏，而罗马不得不从世界各个角落抽取奴隶、囚犯和政治流亡者来补充。这些来自没有疟疾地区的奴隶，被送到撒丁岛，无异于被判处了死刑。

意大利南部坎帕尼亚的情况，也证明土地利用方式的变化如何影响疟疾的扩散。

历史记录，在公元前6世纪居住在亚平宁山以西及以南台伯河与阿尔诺河之间的埃特鲁斯坎人（Etruscan）中间，可能还没有疟疾，或者此病已经得到了控制。之后直至公元前4世纪，还很少提到疟疾。到了公元前3世纪，这一地区的人口开始发生变化。在罗马共和国晚期和罗马帝国早期，也就是从公元前300年到公元前1年的这段时期，大量农民从罗马周围的农业地区来到这一地区；同一时期，大型庄园或大地产取代了原来的小农场。这种情况在1世纪仍然继续存在。考古调查显示，在1世纪到5世纪，占地数量减少了80%，这种变化增加了疟疾的急剧传播。

早在公元前45年8月的一天，罗马政治家西塞罗（Cicero，前106—前43）在一封信中就曾说到撒丁岛有害人体健康的问题。希腊地理学家斯特拉博（Strabo，约前63—约前23）在《地理学》中解释说，撒丁岛肥沃的地区在夏季里特别不利于人的健康，不利于在岛上永久维持军营，一直以来，罗马的士兵在这里都被染上疟疾，大量死亡。由于撒丁岛是罗马重要的粮食来源地，因此有人认为，粮食贸易商和流动的军队还会从这里将疾病传播到意大利中西部的拉丁姆（Ladium）和其他地区。

　　还有曾是西罗马帝国都城的拉韦纳（Ravenna），它位于龙科河和蒙托内河交汇处附近淤积的低地平原上，距亚得里亚海不到10千米。古代，这里蚊子密集，但没有证据说传播疟疾。这和普遍的看法，认为沼泽地区不利健康的观点不一致。可能是因为蓬蒂内沼泽在内陆，而拉韦纳有运河与大海相通，经常会被海水淹没的关系。罗马工程师维特鲁威（Vitruvius，活动时间1世纪）很了解这种现象。他在《建筑十书》中强调"选择健康的营造地点"的重要性时说：

　　　　首先是选取一处健康的营造地点。地势应较高，无风，不受雾气侵扰，朝向应不冷不热温度适中。此外，应尽量远离湿地，因为当清晨太阳升起时，微风吹向市镇，夜间形成的雾气弥漫着，与湿地动物发出的有害气体混在一起阵阵袭来，侵害居民的身体，使这个地方易于发生传染病。

他这样解释拉韦纳和蓬蒂内的不同：

　　　　如果城墙筑在靠近海边的湿地……挖掘水沟可以形成沿海岸的出水口，当暴风雨降临时，海水高涨，掀起巨浪涌入周围湿地，致使湿地的水翻腾起来，便不能维持正常的湿地生命。于是，所有从深水处游向海边的生物，都会被含盐度极高的海水杀死。位于山南高卢地区的湿地，的确可以作为这一现象的实例，如阿尔蒂诺、拉韦纳、阿奎莱亚周围的湿地，以及处于同类沼泽地区的其他城镇，由于上述种种原因，是十分有益于健康的。

> 但是那些停滞不动的湿地，既无河道也无排水沟，如蓬蒂内湿地，因滞止而腐烂，向周围地区散发着有害的瘴气……（陈平译文）

斯特拉博也做出过类似的观察。他在《地理学》中十分详尽地描述拉韦纳如何涌入大量的海水，有助于清除污浊的空气。

有人提出，拉韦纳的异常，说明罗马人没有明确认识到蚊子和疟疾之间的联系：拉韦纳的情况并不符合普遍的期望，即沼泽地带来的疾病会让古代人感到困惑，就像现代人一样。相信是后来随着时间的推移，环境和条件都发生变化，导致该地区疟疾的增加；当地的按蚊物种可能已被一种对盐水条件具有更大耐受性的物种所取代。

当然，古罗马人已经认识到疟疾的危害，并竭力希望减少疾病带给他们的苦难。多位作者都谈到这种热病在当时的流行，以及人们如何设法避免疾病的袭击，虽然他们完全不知道这是一种什么病。

马尔库斯·瓦罗（Marcus Terentius Varro，前116—前27）是罗马最伟大的学者和讽刺作家。他博学多才，著作极为丰富，写了74部计600多卷作品，题材包括法学、天文、地理、教育、文学、演说词和信札，可惜完整的作品仅留下一部《论农业》。在这部有关农业和畜牧业的著作中谈到建造房舍时，瓦罗写道：

> 沼泽地区也必须采取预防措施，因为在这些地方产生了某些肉眼看不见的微小的生物（animalia quaedam minuta），这些微小的生物通过空气经由口腔和鼻子进入人的体内，引起令人痛苦的疾病。
>
> （别墅）全天暴露在阳光之下更有益健康，因为这样，在附近繁殖的小动物（bestiolae）才或者会被吹走，或者会干燥得迅速死亡。

9

马尔库斯·加图（大）（Marcus Porcius Cato，前234—前149）是罗马政治家和第一位重要的拉丁散文作家，担任过执政官和监察官。他曾著有第一部拉丁文的罗马史，编过一部百科全书，并发表过150多篇演说。《农书》是他写于公元前160年左右流传至今的著作。在这部著作中，加图认为，发热病——疟疾引起患者脾脏肿大，是"体液"中的忧郁汁过多的缘故；他同时也想到该病和患者生活的地理状况有关，因此，他鼓励人们，购置田地时，应该选择有益健康的地段。

还有卢修斯·科卢梅拉（Lucius Junius Moderatus Columella，4—约70），他虽然是罗马的一名军人，但是军旅生活对他毫无吸引力，最后便过起田园稼穑的生活，并写出《论农村》和《论树木》两部与农业和乡间生活有关的著作。在他流传下来共计12卷的这部《论农村》中，科卢梅拉也强调，房子不应建造在沼泽附近，因为这里"天热的时候老是会散发出恶臭的毒气，并繁殖出有毒刺的小动物，这些小动物成群结队扑向我们……那里所潜伏的疾病常常会传染，其原因甚至连医生们都不完全明白"。

医学史家很赞赏瓦罗和科卢梅拉的认识的深刻性，说从这两人的看法中，几乎可以得出2000年后阿方斯·拉韦朗（1845—1922）、路易·巴斯德（1822—1895）和罗纳德·罗斯（1857—1932）等科学家研究的综合结论，即细菌引起疾病，周期性的发热是由昆虫传播的；或者更确切地说，蚊子是疟疾的载体。史家认为，瓦罗和科卢梅拉的假设，表明他们已经认识到疾病是由某种动物传播的，显示了他们对传播过程的深入思考。因为他们想到，湿度会促使细菌生长，如果这些传播疾病的小动物能从湿地上被吹走，或者暴露在阳光之下，会在没有宿主的情况下加速某些病原体的消亡，因此就有利于健康。他们的这种看法与传统上认为的"瘴气论"的主要区别是，对于瓦罗来说，病原体本质上是"动物"，而且是活的。只

10

是他不太可能想到是蚊子，因为他没有使用 culex（库蚊，或叫家蚊）这个名词。

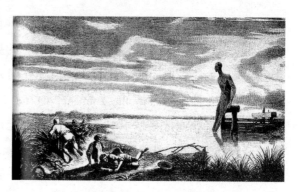

形容疟疾害人的画作：《沼泽里的鬼魅》

实际上，除了这些著名学者，其他还有很多人也知道沼泽地与疟疾的关系。一般人中，不仅上层的人士都懂得要将他们豪华的别墅建造在没有蚊子的山上，就连在这些高地的别墅下方滋生蚊子的地上干活的农民们也都知道，要注意房子建造的地段。而那些繁殖蚊子的地区，如极其潮湿的蓬蒂内沼泽和坎帕尼亚-迪罗马（Campagna di Roma）沼泽地，尽管最适合农耕，但是为了躲避传播疟疾的蚊子，正规的农民都情愿弃之不用。

古罗马人也认识到停滞的污水和疟疾之间的关系，下雨时罗马周围的沼泽地对公共卫生事业的影响。除了瓦罗、科卢梅拉，维特鲁威也强调，要在沼泽地建造房舍，必须考虑是否会影响人的健康。他指出，蓬蒂内沼泽大部分都被杂草和灌木丛覆盖，积水终年停滞不动，没有明显的水分流入或流出，是一个流行瘟疫的地带；而拉韦纳、阿迪纳、拉奎拉等地四周地段的水分是咸的，能防止蚊子的繁殖，所以不会有疾病流行。另外，埃及的亚历山大也一样，因为尼罗河定期清理沼泽，所以也没有疾病传播。斯特拉博同样将亚历山大周围的无病沼泽和拉韦纳周围的染病沼泽进行比较。希腊作家第欧根尼·拉尔修（Diogenes Laertius，活动期 3 世纪）则引述哲学家恩培多克勒（Empedocles，约前 490—前 430）所说的，如何通过向河流提供淡水，来消除塞利努斯城（Selinus）的人民因附近河流散发出的臭味而产生的疾病。罗马历史学家塔西佗（约 56—约 120）

曾在他的《历史》书中记载说，当罗马皇帝维特利乌斯（Vitellius，15—69）的军队不慎在台伯河附近臭名昭著的瘟疫地区扎营时，可能就被染了疟疾。他还提到德国和高卢等外国人如何受到疟疾的影响。还有小普林尼（Pliny the Younger，61/62—约113）也曾指出托斯卡纳沿海低洼地区夏季不卫生情况，很可能也是指疟疾感染。著有《希腊志》的地理学家鲍萨尼乌斯（Pausanius，活动期143—176）就索性提出，迈欧斯城（Myous）是一个到处有蚊子的瘟疫流行的沼泽地，不如弃之不要。

意大利，尤其是罗马，就是因为这些不利的自然因素，使它长期以来都是世界著名的疟区。但是疟疾是一个世界性的流行疾病，无论生活在西半球还是东半球的人们，实际上都长期遭受着疟疾的侵害。

古　代

在罗马附近卢格纳诺的考古发掘，以人类学的证据证明早在公元前5世纪，人类就已遭受疟疾的侵扰，但并不意味着这是人类最早遭受疟疾侵扰的时间。《剑桥世纪人类疾病史》认为，至少从更新世（地质时代第四纪的早期）起，无数代人类的祖先都一直被传播疟疾的疟原虫所寄生。在大猩猩和黑猩猩中，也有与人类疟原虫十分相似的疟原虫。事实上，人类疟原虫和感染非洲猿类的疟原虫有着极其密切的关系。

事实上，研究者相信，在人类最早的祖先中，就已经有人死于疟疾。死人不会说他这病和死是怎么回事，活着的人也不知道那看不见的杀手。古人类学家虽能从骨骼遗骸中诊断出是疟疾，但这骨骼并没有留下任何可以探究病因的标志。因此，除了推测，没有办法知道疟疾是何时最早传给我们的祖先，更没有办法知道这种疾病是怎么产生的。

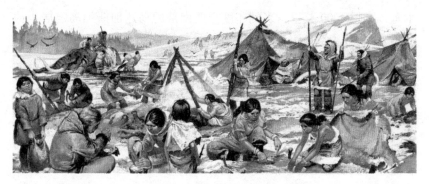

大约 25000 年前的人在聚集食物和造房子

　　一般猜测，在 100 万年前，当最早掌握了火、据洞穴而居的直立人（Homo erectus）从非洲来到亚洲，在亚洲，直立人可能是最先患了疟疾的病人。但在非洲，却很少有猴子患有疟疾，因为猴子疟疾和人类疟疾的寄生虫是很不相同的。

　　虽然遭受致命的恶性疟疾，但返回非洲的第一批人类却能得以生存和发展，很可能是因为他们生活的大森林中，生态系统尚未受到干扰，而在农业出现之前，游牧、狩猎和采集的规模也相对较小。当时在非洲虽然已有按蚊，即冈比亚按蚊这一疟疾的主要媒介，但是这些蚊子的数量并没有构成威胁性。按蚊只选择少数这样有光照的水域来产卵，大片茂密的森林很少可以为它们提供繁殖地。黑暗、潮湿的丛林中几乎没有传播疟疾的蚊子。且狩猎、采集者的生活方式也不利于疟疾传播。后来，这些狩猎、采集者都成了游牧民族，不在一处地方停留足够长的时间，被当地的蚊子感染。非洲的早期人类可能患有疟疾，但是只要他们坚持以狩猎和采集的生活方式，就不会有多少病例，死亡的人数也会更少。只是到了 2000 年前，非洲人放弃这种生活方式，开始破坏环境，从而就为威胁生命的疟疾创造了条件。

　　这种社会和生态结构的变化是由从亚洲迁徙过来的一些人引起的。生活在马来半岛及邻近一些岛屿的马来人（The Malays）划着独木舟，穿越4000英里，来到印度洋西南部的马达加斯加岛定居。他们带来山药、芋头、香蕉、椰子，于是，最后是农业取代了觅食。这些易于种植的农作物很快就到达了非洲大陆，在那里被森林中的黑人所采纳，结果，导致非洲的热带森林遭到了破坏，树木倒塌，变成了芋头和山药，在森林中造出一个个潮湿的岛屿——繁殖和传播疟疾的冈比亚按蚊的理想之地。那些雌性蚊子现在还能从固定的农业人口获取稳定的血液。

从公元前6000—前5500年以来，人类就在纸莎草纸和羊皮纸上留下他们诉说疟疾的医学记录。人类最早的文明，生活在底格里斯河和幼发拉底河间山谷中的苏美尔人，在他们楔形文字的医学著作中反复描述了因疟疾发热的典型症状。邻近的约旦河谷也流行严重的疟疾。但奇怪的是，不论是《旧约·圣经》还是注释犹太教律法的《塔木德》(Talmud)，都没有提到疟疾是希伯来人在以色列或其奴役之地的苦难。

公元前1600年左右印度吠陀教（Vedic religion）的许多经典著作，如《梨俱吠陀》《娑摩吠陀》等都提到这致人于死的发热病，表明印度当时也已经有疟疾发生了。但是，这时欧洲仍然没有疟疾，直到1000年后，此病入侵希腊并开始蔓延欧洲大陆。

梵语《阿闼婆吠陀》一页

在希腊罗马时代，有多位医生对疟疾的病象做过或详或略的描述。希腊大医师希波克拉底在"流行病论"中提到发热病，也就是疟疾的多种类型及其病情。他说，发热病中有不全间歇热、间日热、三日热、五日热、七日热、九日热。他描述：三日热患者大多数一开始即呈三日热型，也有不少是从其他的发热化脓而非发热病演变而成的。这些病迁延的时间通常与三日热相当或更

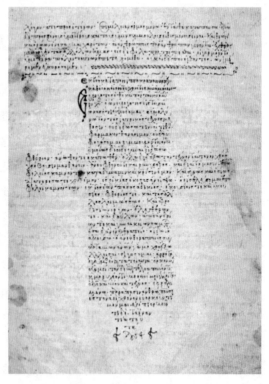

希波克拉底的《誓词》手稿

长。患每日热、夜间热或不规则热的人很多，有的需卧床，有的能走动，但病情都较长。大多数的热病患者"发热持续整个昴宿所主季节（秋季），甚至迁延至冬季"；也有病例"发热持续不退，从不间歇，即或有不完全间歇，过后会更重。一旦稍缓解，次日必恶化"。而有些发热病的"发热是持续性的。有些在白天发作一次，夜间则间歇；有的夜间发作，白天间歇"。希波克拉底认为疟疾中，"最危急难治的是持续热，最缓和易治但病程最长的是三日热……不完全间日热较其他任何热病更容易使人丧生"。（赵洪钧等译文）

希波克拉底认为间歇性的发热病——疟疾是由于人的"体液"（血液、黏液、黄胆液、黑胆液）不平衡造成的；同时他还猜测，也有某些外部的因素会影响体液的失衡，如他看到，喝了停滞不流的

沼泽水对慢性疟疾的影响。

盖伦（129—199）是仅次于希波克拉底的重要医学家。他在《论季节性疾病》（*De morborum temporibus*）中明确说到疟疾，并描述了隔日热、三日热和四日热等几种发热的类型，称四日热的病情持续可长达两年，并会导致水肿。盖伦详细描述了这些发热病的症状，说患者首先会经历一种寒冷的感觉，这感觉会演变成剧烈的寒战，然后是高热，最后会大汗淋漓；但退热时便没有这些症状。盖伦特别提到，这些发热病在他那时的罗马十分普遍，它对外来的移民特别危险。

罗马伟大医学作家奥鲁斯·塞尔苏斯（Aulus Cornelius Celsus，前25—50），在他那部百科全书式的《医学》（*De re medica*，约30年）中，详细叙述了一种经常出现的周期性疾病，指出它三种间歇性的类型：每天发热的、隔日发热的和每三天发热的。医学史家相信，他这说的即是热病——疟疾：恶性疟、间日疟和三日疟。塞尔苏斯说，比较起来，三日疟的发热，就是高峰期可能也相对比较温和。另一个希腊医生阿斯克列皮阿德斯（Asclepiades，前124—前40）也强调周期性发热病的高发病率及其严重性，认为经常发作会造成严重的脑功能障碍。

除了医生之外，古希腊罗马时代的其他作者对发热病也相当关切，如在喜剧作家提图斯·普劳图斯（Titus Maccius Plautus，约前254—前184）、普勃留斯·泰伦提乌斯（Publius Terentius Afer，前195—前159?）、讽刺诗人尤维纳利斯（Juvenal，60?—约129）的作品中，都提到热病这种周期性的疾病。罗马传记作家苏埃托尼乌斯（Suetonius，约69—约122）在尤利乌斯·恺撒传中说到恺撒躲避苏拉时，曾染上热病。最有趣的可能是古典学者、作家马尔库斯·西塞罗（Cicero，前106—前43）。他在和他的好友阿提库斯（Titus Pomponius Atticus，前109—前32）的通信中说到，公元前50年9月，阿提库斯被染热病。11月，他自己显然也得了严重的热病。

12月，他的妻子皮丽雅同样染上这一疾病。公元前49年2月，阿提库斯病愈，但到3月，此病又复发。到了5月，他们这几个人的热病全都痊愈。还有，罗马最大的诗人贺拉斯在作品中讲述说，有一个迷信的母亲向神明发誓说，只要让她的热病得以治愈，她会将她的儿子裸体献于台伯河上。

古希腊罗马人相信人作为小宇宙，是整个大宇宙的缩影，小宇宙与大宇宙之间存在着对应关系，如小宇宙的人，他的肌肉是对应大宇宙中的土，人的血液是对应水，体温对应火，人的气息是对应空气；甚至人的生理也与地球的物理相对应，如地球上的水流从深深的大海到高高的山巅，然后又跌落山下重新归于大海，它的运行就像人的血液的流动，始于心脏之海，从大静脉到小静脉，又从小静脉到大静脉，上行至大脑的顶端。他们坚信，大宇宙中的星球影响着地球上的人类，不但影响地球上的政治、经济、军事、社会生活和自然灾害等大事件，甚至影响每个人的身体、行为、思想和气质。而人间任何流行病的发生，也都与大宇宙中的星球有关。

发热病一般都是在每年的夏末和秋季中发病率最高。

古希腊诗人荷马在《伊利亚特》中写的："一颗闪光的星星／升起在收获的季节，烁烁的光芒／远比布满夜空的繁星闪耀／人们称之为'俄里昂的狗'，群星中／数它最亮，然而却是个不吉利的征兆／带来狂烈的冲杀，给多灾多难的凡人。"（陈忠梅译诗）医学史家认为，说的即是流行病发病率最高的时期。

"俄里昂的狗"也叫狗星（Dog Star），即猎户座（Orion）星，是天空中最引人注目的星座之一。不但在古代，甚至在今日，仍然有人相信，出现猎户座时的环境是要死人的。一位中世纪的主教在罗马的一次热病爆发前夕就说："光芒闪烁的狗星升起，死亡也就近在眼前了。"他接着描述说：当时，"周围地区的空气都变得十分浓烈，附近的沼泽和山洞，以及城市周围的废弃地都飘出一股股厚重的潮气，这空气会引发瘟疫，呼吸进去会致人于死……狂怒的狗

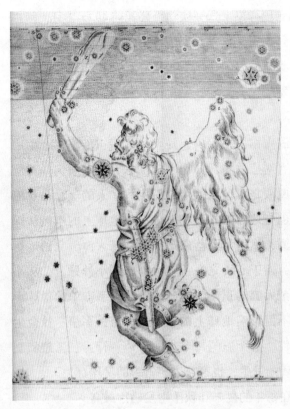

1603年的一幅表现猎户星座的画

星……变得更加闷热，几乎没有人不因这闷热和恶劣的空气而身心俱伤的"。

自然，罗马人也考虑染上热病之后如何医治，只不过出于时代的局限，他们想出的办法都比较幼稚，缺乏科学性，往往还带有迷信色彩。

染上热病——疟疾之后，罗马人要喝金银花泡的酒，来缓解脾脏的肿大；或者吃活到7年的老鼠的肝脏。他们还会听从卡拉卡拉皇帝的御医塞瑞纳斯·赛门尼库斯（Serenus Sammonicus,? —211）推荐的，将一段纸莎草纸围在头颈上，作为驱邪的护身符，这段纸莎草纸上写有"Abracadabra"魔法咒语，相信它对魔鬼具有强大的震慑力。胆大的人也会试用赛门尼库斯的另一个治疟处方：吞下吸过蛋和酒的臭虫。他们也会连续三个清晨，先是面朝窗户、清醒不睡，然后突然将窗子关上，再背诵祈祷文。男病人还会和刚来月经的女子性交。盖伦则鼓吹积极放血。倘若所有这一切办法都没有效果，罗马人便会去祈求神祇了。

"在罗马"，阿列桑德罗·佩罗沙（Alessandro Perosa）等在论文《菲波里斯：波利齐亚诺创造的诗性神话》（*Febris:A Poetic Myth Created by*

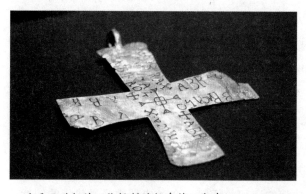

公元 7 世纪的一份银制的护身符，书有 Abracadabra

Poliziano）中写道，"从最古老的时代起，女神菲波里斯（Febris）就大受崇拜，主要是因为罗马城四周的台伯河，被污染停滞不流的河水引起严重的热病。人们把这威胁他们的凶恶力量归咎于神性的作用，设法借助于神庙、圣坛和祭献，来安抚和寻求神的息怒。所以，罗马的菲波里斯不是一个简单的抽象概念的化身，而是像 Mephitis（毒气）一样，属于当地古代 Di indigetes（保护神）中的神灵一族。不过，文献中很少提到她，文学作品中也只出现在塞内加的 Apokolokyntosis 第六章中。在那里，菲波里斯放弃尘世生活之后，跟随死去的（罗马）皇帝克劳狄乌斯进入下界。" 文中的 Apokolokyntosis 是塞内加虚构出来的一个词汇。

基督教原来是一个受迫害的宗教。313 年，罗马的君士坦丁大帝发布"米兰敕令"，宣称基督教的合法性，承认基督徒和其他异教徒一样，具有同等的信仰自由权。60 年后，另一位罗马皇帝狄奥多西一世宣布基督教为罗马帝国的国教，"取缔一切异教迷信活动"。从此，基督教便成为罗马——地中海的唯一正统的宗教，所有异教的祭坛都被摧毁，异教徒遭受迫害。于是，罗马神话传说称，受迫害的异教神菲波里斯，怀着复仇之心，在一队恶魔怪兽的跟随下，驾一辆狮子拉动的双轮车穿越天空，将她火炬里的火焰和有毒的雪水注入人的骨子里。这些人便患上忽冷忽热的热病。而要使该病痊愈，患者就得去祈求这位女神的护佑。

在古罗马时代，"神魔说"几乎是每个人的普遍信仰。西塞罗就不止一次地说到，热病的发生是神的意志，是不可抗拒的。当时，全意大利都盛行礼拜"热病女神"的习俗。在巴拉丁（Palatine）和维拉勃鲁姆（Velabrum）两地建有三座菲波里斯女神的神庙。人们常去向她礼拜、祭祀，为的是求她保佑，不受热病可能还包括斑疹伤寒等的侵扰。甚至到了 20 世纪，群众中类似的观念还很普遍。

不过，发热病并不只是流行于古代的希腊罗马，它是全球性的，几乎任何一地都有热病的流行，任何一个民族都遭受过热病的侵扰。

世 界 性

疟疾不只是流行于古代的希腊罗马，也流行于世界各地，它是全球性的。

在法老时代的古埃及，尼罗河及其三角洲一带，年年洪水泛滥，十分有利于蚊子和其他昆虫的繁殖，使古埃及人从古就深受疟疾的袭击。2008 年，德国慕尼黑—博根豪森教学医院的病理学家安德烈亚斯·内里奇（Andreas Nerlich）和他的团队在原古埃及的都城底比斯（Thebes）的一个无名墓中挖掘出两个埃及人的木乃伊。对木乃伊 91 段骨骼或组织做的 DNA 检测，发现有疟原虫的痕迹，证明这两具木乃伊生前是死于疟疾，年龄在 20—30 岁，他们显然属于上层社会人士。

在此之前，唯一表明古代流行疟疾的只有罗马附近卢格纳诺发掘出的公元前 5 世纪的儿童的病例。内里奇称："我们现在肯定地知道，疟疾曾在古埃及流行。原本我们只是根据希罗多德的报道和古埃及纸莎草纸上非常微弱的证据做出的推测。"内里奇无疑是指公元前 5 世纪的历史学家希罗多德在他的《历史》中说的，为了逃避那些成群飞来蜇人的昆虫，埃及人都知道要住到高地的房子里，远离这些昆虫。如今，内里奇接着说："我们发现的两个阳性病例都来自底比斯—韦斯特新王朝和晚期（前 1500—前 500）的两个不同的墓穴。我们的发现为古埃及的古生物学研究增添了另一种传染病，进一步解释了传染病对这种低预期寿命的影响。"此外，据人类学家研究，5000 年前的埃及和努比亚的木乃伊，以及 4000 年前苏美尔和埃及的文本，也都表明这些地区有疟原虫存在。

研究还查明，非洲的其他地区，如非洲东西部沿海，包括刚果和尼日尔，历史上也都是严重的疟区。例如，疟疾一直是扎伊尔（刚果的旧称）东部卢旺达难民中的第二高发病率和死亡率的疾病。

只是经由长期的进化和遗传，西非的土著居民对恶性疟原虫的传染已经产生免疫力。这种适应性表明这一地区的疟原虫已有十分悠久的历史，以致当 19 世纪欧洲的探险家或其他欧洲人来到这里后，深受疟疾之苦，而这里原来的土著居民却丝毫无损。

在亚洲，印度是一个著名的多疟地区。《剑桥插图医学史》在说到疟原虫传播疟疾的时候，配有一幅插图，是一座印度疟疾女神华拉（Juara）的黄铜雕像，女神有三条腿和三对胳膊，象征她是无所不能的。《剑桥插图医学史》说，"这可能是被用来防止疾病袭击的崇拜对象"。可见在印度，疟疾自古就已流行。实际上，直到近现代，疟疾仍在印度施虐。罗德里克·麦格劳主编的

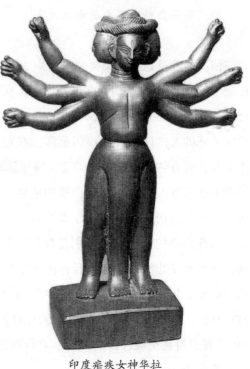

印度疟疾女神华拉

《医学史百科全书》（Roderick E. McGrew：*Encyclopedia of Medical History*）写道：

> 印度的艺术和医学经典清楚表明，疟疾在这个次大陆地区已有悠久的历史，而19世纪的英国医学统计材料对此病的剧烈感染性也有一些显示。据报道，在孟加拉、孟买、马德拉斯，1847—1854年和1860—1875年间，1110820名英国士兵中，有457088人是疟疾病人，占总数的41.1%。对军队来说，疟疾是一个主要的问题，但它对城市人口的影响仅能做一些估计，若依与军队同样的比例来计算，那么，要说市民就有两亿（疟疾）病人，也不算是夸张的。20世纪的人支持这样的想法：认为近年来新发的疟疾病例超过3000万大关。锡兰（现叫斯里兰卡）感染的情况也类似，疟疾在整个东南亚都很严重。

情况的确是这样。桑德海·波卢2012年在《1892—1940年印度传染病》杂志上发表的论文《疟疾——印度真正的瘟疫》（Sandhya·L. Polu：*Malaria — India's True Plague*）中说："在印度，疟疾杀死的人比任何其他疾病都多。在整个19世纪后期和20世纪上半叶，官方估计，仅是在印度，每年就有1亿人遭到疟疾的折磨，其中100多万人死亡。因为长期的疟疾，致使印度人体质衰弱，健康受到极大的伤害。疟疾工作者发现，疟疾还增加了患者对慢性和其他急性感染的易感性，特别是腹泻、痢疾、肺炎、脓肿、肾脏疾病、贫血和婴儿的痉挛。而且，由于疟疾，产妇的发病率和死亡率明显增加了儿童的死亡率。1931年，这种疾病直接或间接杀死了2172214人；此外，与疟疾相关原因的发病率估计每年高达7500万。"有资料甚至说，19世纪末，在印度的医院里，足有1/3的病人是疟疾患者。

中国自古也有崇拜"疟疾娘娘"的传统，而且历代都有疟疾流行。

在中国，早在西周时代的《周礼》中，就记载说"秋时有疟寒疾"。汉代的《礼记》也说"孟秋行夏令，民多疟疾"。《黄帝内经》对疟疾的症状有详细的描述："疟之始发也，先起于毫毛，伸欠乃作，寒栗鼓颔，腰脊俱痛。寒去则内外皆热，头痛如破，渴欲冷饮。"

中国的南方地区，气候潮湿而温暖，很适宜传染病的蔓延和病菌的繁殖，疟疾流行也十分猖獗。学者张剑光在《三千年疫情》中写道：东汉时，名将"马援（前14—49）征交趾，在回军途中部队出现疫病，'死者十四五'。有的学者认为在这次行动中，马援把岭南的恶性疟疾带到了中原，从此中原的疫病也接连不断。征伐长沙五溪蛮，马援的军队又一次染上疫疾，就连他本人也没能活着回到中原"。三国时（220—265）的后主三年（225）五月，诸葛亮亲率大军南征益州郡的孟获，渡过泸水（金沙江）进入今日的云南地区时，因当时正值夏季，天气炎热多雨，适合疟原虫在蚊子体内繁殖。于是，疾病蔓延，军队中被疟疾感染而死亡的人难计其数。《云南志略》有诗描述说："雨中夜渡金沙江，五月渡泸即此地；三月头来九月末，烟瘴拍天如雾起。"《三国演义》更形象地描述说：当时，"夜夜只闻水边鬼哭神嚎，自黄昏直至天明，瘴烟之内，阴魂无数"。

唐朝天宝年间（742—756），曾两度出兵讨伐位于今日云贵高原的南诏国，第一次是天宝

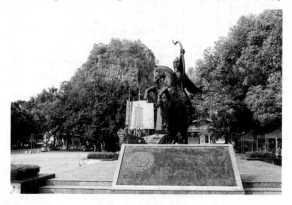

伏波山上的马援塑像

23

九年（750），当时精兵五万，但在泸南一战中全军覆没。几年后，由李宓率军七万于754年再次出征南诏。通过泸水后，南诏王阁罗凤有意将唐军引诱至太和城外，而南诏军却闭门不战；唐军攻城不克。这样经一段时间后，唐军中很多军士都染上疟疾，如《旧唐书》所记载的，"……然于土风不便，沮洳（意为潮湿之地）之所陷，瘴疫之所伤，馈饷之所乏，物故者十八九"。

宋朝的翰林院学士洪迈（1123—1202）在笔记作品《容斋随笔》"李宓伐南诏"一节中也说："剑南留后李宓将兵七万击南诏，南诏诱之深入，闭壁不战，宓粮尽，士卒瘴疫及饥死什七八，乃引还。蛮追击之，宓被擒，全军皆没。"史家认为这"瘴疫"即是疟疾。云贵地带的瘴疫，在唐朝诗人白居易的反战诗篇《新丰折臂翁》中也有所指："闻道云南多泸水，椒花落时瘴烟起。大军徒涉水如汤，未过十人二三死。"南诏军乘胜追打，唐军几乎全军覆没，李宓也战死沙场（也有说是投洱海殉国）。

传染病的地域资料表明，疟疾不但在古典时期的地中海盆地传播，还从这里向北蔓延到欧洲。在东边，疟疾感染带从亚洲大草原穿过里海地区和黑海沿岸，传入巴尔干半岛。在欧洲东部，疟疾有多个具有地名特征的病名，如克里米亚热、瓦拉几亚热、匈牙利热等。俄罗斯西部的沼泽地，还有南部的图拉附近，莫斯科东部的雅罗斯拉夫和喀山以及东南部的奥伦堡，也都是疟疾感染区。甚至到了20世纪，疟疾还给苏俄带来严重的威胁。

塞缪尔·杰克的日记一页

疟疾在欧洲的流行，最早的记录是 16 世纪，第二次流行是 17 世纪的 1678 年至 1682 年。一位居住在英格兰南部海滨拉伊（Rye）、相信占星术的商人塞缪尔·杰克（Samuel Jeake，1623—1690），1685 年秋在日记中有这样的记述：

> 1685 年 9 月 9 日：大约正午，或者接近正午，我染上三日热，冷得发抖，后来从下午 6 时躺到第二天早晨，夜里流了很多汗。注意：我第一次的发作，正好是土星越过天顶所在的地子午线和黄道在空中交接，和火星一部分对着第 8 界线。
>
> 1685 年 9 月 11 日：大约午前 11 时，第二次发作，先是发冷和呕吐，后来又是呕吐，夜里出了很多汗。
>
> 1685 年 9 月 13 日：第三次发作，发冷和呕吐，但并不比第二次更重——发冷过后夜里出汗。这是最后的一次发作，虽然我这几天都不舒服。热病过后，我就再也不为脾肿大、便秘和口腔疼痛担心了。

撇开他的占星术的认知不说，作为一个病人的感受，塞缪尔·杰克对疟疾的描述，很有代表性。不过他说的只是轻度的病情。实际上，疟疾造成的死亡率是相当高的，而且流行的地域也很广。17 世纪之后，18 世纪里欧洲有四次疟疾大流行的记录：先是 1718 年至 1783 年，然后是 1806 年至 1812 年。此外，1823 年至 1828 年的一次最广泛，还有 1845—1849 年、1855—1860 年和 1866—1872 年。最后一次爆发遍及全欧洲，还有印度和北美的大部分地区。

17 世纪时，疟疾在北美殖民地非常流行。到 17 世纪下半叶，整个北美，包括加拿大都报告有显示疟疾特征的发热病。17 世纪，疟疾还出现在新英格兰，直到 18 世纪末，仍活跃在中大西洋殖民地和整个南方。

18 世纪末，疟疾在新英格兰南部全方位蔓延，每处都跟水闸的建造有关。1795 年，流行病袭击了马萨诸塞州新米尔福德以北约 40 英里的地区，因为那里的水坝造就了一个沼泽池塘。当地的比尔医生（Dr. Buel）回忆说："北面这个池塘的许多居民都患了发热病。先是住得离池塘最近的那些人，立即，他们全家都倒下了。"到了秋天，离池塘 3/4 英里范围内的居民，2/3 都患了严重的疟疾。比尔说，他们的"头、四肢和背都痛得非常厉害"。他们的脸和眼睛都变成可怕的蜡黄色，这表明可能是恶性疟原虫一直在起作用。南哈德利（South Hadley）的水闸淹没了 10 英里的草地。

在新米尔福德，一个名叫伊利亚·博德曼（Elijah Boardman）的士兵在参加"独立战争"（1775—1783）期间患过发热病——疟疾。痊愈后，他回到这里的老家，但是发热病的寄生虫仍留在他的血液里。

新米尔福德镇位于豪斯托尼河畔，四周多泥泞，蚊子麇集，因而也经常传染发热病。博德曼和他的兄弟就在这里开了一家杂货店。很可能他原来在战争期间感染的疟疾又复发了。

1796 年夏的一个深夜，博德曼没有注意到一只蚊子轻柔地飞来，在叮过他一阵之后，又飞走去叮别人了。于是，索尼娅·沙在《热病》（Sonia Shah：*The Fever*）一书中写道："几周之内，疟疾在全镇蔓延。300 名新米尔福德的居民病倒了。博德曼在一封信中告诉他的姐夫'几乎镇中心的每户人家都或轻或重地染上了热病'，博德曼的三名雇员都病倒了，镇上有两名居民病逝。'因为那么多人都染上了病，因此，也就几乎不可能从那些可以照顾生病的人那里获得足够的帮助。'"8 月最后那一周，情况更加恶化。周六，博德曼的妻子也染上热病了。他的两岁的儿子跟着也病倒。

两年后，另一场疟疾流行病席卷了新米尔福德；过了一年，又有一次。在此病流行的一年中，有近 100 人丧生。

南北战争（1861—1865）中，挖掘沟渠、破坏水坝、修建道路，造成的生态往往可以被疟疾所利用。战壕里污水充斥，弹坑变成水坑，原本平静的山谷也有了车辙，发着恶臭。这些都有利于蚊子传播疟疾。战争结束后，返回家园的士兵又会将新近进入他们体内的疟疾寄生虫引到新的地域，引发更多的疟疾流行。

事实正是这样。南北战争士兵返回家园时，疟疾的爆发从新泽西州向北蔓延到新英格兰。在新泽西州的邦德布鲁克（Bound Brook），没有一个家庭幸免于疟疾感染。一位木材商人告诉报纸记者："直到1878年，我在这里居住了33年，从没有需得服用一剂奎宁，或者让我家人服用。现在我们全家的用量都非常大，并且都在某种程度上受到疟疾的感染。"

在新英格兰各地的情况也一样，发热病到处流行。

这段时期前后，其他地区，如匈牙利和多瑙河平原也流行疟疾。意大利北部的波河（Po River）平原和罗马的坎帕尼亚和蓬蒂内沼泽区，更是两个主要的疟区。另外，德国也有一些分散性的疟疾流行区，尤其是莱茵河和多瑙河附近的沼泽地区，以及北部的威悉河（Weser）、奥得河、易北河和维斯图拉河（Vistula）流域。德国北部的石勒苏益格（Schleswig）和荷尔斯泰因（Holstein）是疟疾最严重的地区之一，荷兰和比利时的有些省份也都属于疟区。不列颠群岛的西部和北部基本上没有疟疾，但它的东部沿海地区却是疟疾的中心地段，特别是那些低位沼泽地。

20世纪疟疾流行还是相当普遍。但疟疾寄生虫的发现，和人工合成抗疟药的出现，大大有助于在30年代进一步加强对疟疾的控制。到40年代末50年代初，更开始在一些国家开展全国性的消灭疟疾行动，至70年代初，已经有数亿人生活在消灭地方性疟疾的安全地区了。

第二章 著名患者

图坦卡蒙

2010 年 2 月 16 日，一份从华盛顿和开罗同时发出的《DNA 检测显示图坦卡蒙国王可能死于疟疾》新闻报道说：

据《美国医学会杂志》周三一期发表的一项研究——图坦卡蒙国王的 DNA 分析表明，这名男孩法老可能死于疟疾和遗传性骨病。埃及和国际研究人员花了两年多的时间对 16 个皇室木乃伊进行人类学、放射学和基因测试，其中包括图坦卡蒙国王家族的几个成员。这一分析还澄清了木乃伊之间的家庭关系，在研究之前只有三个人的身份是清楚的。自 1922 年发现他完整的坟墓以来，这个统治了九年之后在公元前 1324 年去世的男孩国王使埃及学家和一般公众着迷。由埃及古物学家扎希·哈瓦斯（Zahi Hawass）和他的团队所做的最新研究表明，图坦卡蒙和其他几个木乃伊患有疟疾和一种叫"科勒病Ⅱ"（Kohler diseaseⅡ）的骨病。研究人员说，他的骨骼很可能因供血不足而减弱或被破坏，而与疟疾有关的情况导致他死亡。关于他死因的猜测已经存在了数十年，有些人怀疑他是被暗杀的。这理论在 2005 年被哈瓦斯所搁置。他得出的结论是，在木乃伊化过程中所造成的这位法老脑袋后面的一个洞并不是他死亡的原因。这项新研究还确定了图坦卡蒙的祖母提耶（Tiye）和父亲阿赫纳腾（Akhenaten）的木乃伊的身份。

　　图坦卡蒙（Tutankhamun，活动期公元前 14 世纪）是古埃及新王国时期第十八王朝国王。他的名字，意思是"活着的阿蒙神"。他大约于公元前 1333 年至前 1324 年在位，在金雕御座上管理着庞大帝国，是 3300 多年前的一个年轻埃及法老。图坦卡蒙国王因为在位时间短暂而名不见经传，使史学家感兴趣的是他的突然死亡引发人们的猜测，以及他的陵墓的被发现。

　　1907 年，英国考古学家爱德华·拉塞尔·艾尔顿（Edward Russell Ayrton）在"帝王谷"（Valley of the Kings）发掘出一些文物，随后就宣布他发现了图坦卡蒙的墓，并将许多文物捐赠给了纽约的"大都会艺术博物馆"。多年后，博物馆馆长赫伯特·温洛克（Herbert Winlock）确定这些文物仅仅是这位男孩法老的葬礼和防腐的用品，而非坟墓。他认为坟墓一定在附近。温洛克开始

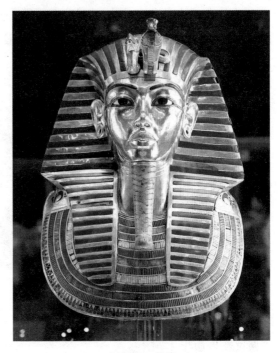

法老图坦卡蒙

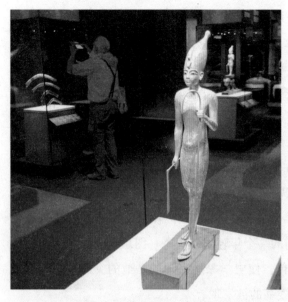

2018 年在洛杉矶的图坦卡蒙展览

与颇有成就的考古学家霍华德·卡特（Howard Carter, 1874—1939）通信。1914年，卡特和考古学家卡那封伯爵乔治·赫伯特（Carnarvon, George Herbert, 1866—1923）开始挖掘该地区。

五年过去了，一无所获。到了1922年11月4日，卡特在古代工人的临时屋舍下面发现了第一道通向图坦卡蒙墓的石阶。最后，1923年2月16日，卡特打开用胶泥封堵的入口，打开石门进入陵墓。坟墓里，图坦卡蒙的木乃伊头戴灿烂金质的头像面具，木乃伊和包裹物上覆盖大量珠宝和护符；还有——卡特说，"奇异的动物、雕像和黄金，到处都金光闪耀……我惊异得一时说不出话来"。《纽约时报》称这一天是"埃及发掘历史上最不平凡的一天"。

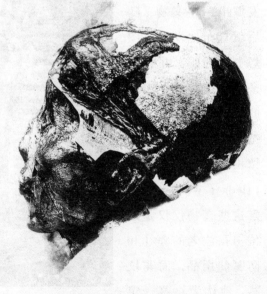

图坦卡蒙头骨的伤口

有关图坦卡蒙国王的死因，长期以来，一直存在猜测，因为发现图坦卡蒙的头骨处有一个洞，因此，有人认为他是被他的继任者阿伊（Ay）谋杀；另一个理论认为图坦卡蒙死于一种叫"镰状细胞病"（sickle-cell disorder）的遗传性血液病，因为生活在埃及绿洲的人中，9%—22%都出现过这种疾病。

最新的证据表明，这位年轻法老的死因是疟疾和缺血性坏死。缺血性坏死是一种由于给骨骼的供血减少而导致组织被破坏或削弱的疾病。这位年轻法老遗骸的 DNA 测试显示了疟原虫的证据，疟原虫是导致人类疟疾的寄生虫。图坦卡蒙的左脸颊和颈部有斑片状的皮肤病变，这可能是蚊虫叮咬造成的炎症。扎希·哈瓦斯在发表于 2011 年 5 月号《国家地理探险者》上的《木乃伊的神秘》（*Mummy Mystery*）中说到他是怎样认为图坦卡蒙是死于疟疾的：

考古学家对图坦卡蒙的木乃伊研究过许多次。他们拍摄的 X 光片先显示在木乃伊头骨后面有一个洞。这个洞让很多人，甚至我，都认为图坦卡蒙是被谋杀的。

几年前我第一次检测图坦卡蒙的木乃伊。我永远不会忘记那一刻。我从未想过我会有机会亲近他。在我注目图坦卡蒙的脸时，我是如此的狂喜。

我的团队使用 CT 扫描仪拍摄了 1700 张图坦卡蒙全身的照片。我们用这些照片制作了他的三维图像。这张照片告诉我们，图坦卡蒙是在他 19 岁时死的。这也表明凶手并没有在他的后脑勺上留下洞，而是制作木乃伊的人在图坦卡蒙去世之后造成的。

我感到震惊。我一生都认为这个洞意味着图坦卡蒙是被谋杀的。现在，我必须找出真正杀死他的是什么。我在扫描中寻找新的答案。它显示图坦卡蒙的左腿受过损伤。一处伤口可能被感染，感染会死人。

扫描还显示图坦卡蒙有一只脚畸形。他曾患有骨病。因此，行走时，手杖不仅仅是权力的象征。他需要拐杖走路。一切都开始变得有意义起来了。我仍然需要更多的信息。这就是我要采集这位国王的基因样本的原因。

测试证实图坦卡蒙患有骨病，还表明他患有疟疾。这是一种由受感染的蚊子携带的疾病。蚊子叮咬会杀死它们的受害者。

将这一切都放在一起，我相信我已经揭开了图坦卡蒙的死的神秘。答案来自手杖、X光、CT扫描、基因测试以及我们作为科学家的思考。我们的理论是图坦卡蒙因骨病而抵抗力低下。在他的腿受伤之时，感染迅速蔓延。是感染和疟疾杀死了他。

教皇和主教

不少病患都与人的经济条件、生活环境有关，如营养不良，住宅拥挤，周围的空气混浊，都容易被伤寒、肺结核等疾病传染。但是传播疟疾的蚊子，是只知道吸血，不会考虑它吸的对象是穷人还是富人，是普通百姓还是贵至国王和教皇。

教皇，主要是3—5世纪之后西方所指的罗马教皇。教皇的行政机构是在梵蒂冈城。梵蒂冈城位于罗马市内的台伯河西岸，四周为罗马市区所包围，是一个多疟的地区。因此，在蚊子未及消灭的时候，他们容易受染疟疾也就不奇怪了。历史学家记载，在中世纪，有一段时期，连续好多位教皇都因疟疾而患病甚至死亡。

1492年7月，梵蒂冈宫的高级朝臣巴托罗缪·德·布拉乔诺（Bartolomeo da Bracciono）给他的一位朋友写信说："昨天夜里，教皇热病发得很重，冷热交替。教皇被限制在床上，据说可能再也起不来了。"四天后，7月25日，他就死了。他是教皇英诺森八世

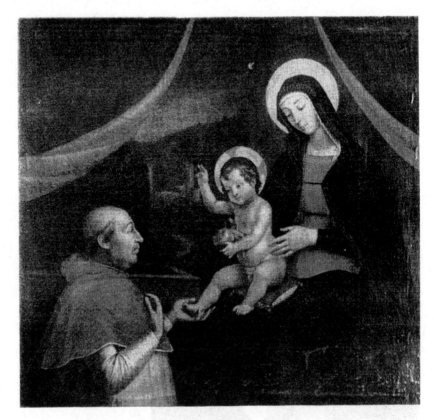

亚历山大六世教皇跪拜圣母马利亚

（Innocent Ⅷ，1432—1492）。

1523 年 8 月 18 日，另一位教皇亚历山大六世（Alexander Ⅵ，1431—1503）在他的朋友、枢机主教阿德里亚诺·卡斯特莱西·达科内托（Adriano Castellesi da Corneto）的富丽堂皇的花园里，用过午餐后便死了，病因大概也是疟疾。

1590 年夏，教皇西克斯图斯五世（Sixtus Ⅴ，1520—1590）在一段简短的宗教活动之后，也于 8 月 27 日死于疟疾，享年 70 岁。他是一年前在离罗马不远的卡斯特罗·卡塔尼（Castello Caetani）周围沼泽地旅游时，睡在一个草草搭起来的小屋里被染上此病的。

1623 年夏天，教皇格里高利十五世（Gregory ⅩⅤ，1554—

33

1623）病危。

格里高利十五世原名阿里山德罗·卢多维西（Alesandro Ludovi-si）。他生于意大利的博洛尼亚一个名人之家，是历史上第一个受耶稣会教育的教皇。他从 1621 年起任升教皇，虽然在位仅两年多一些，但他的功绩包括首创以不记名投票选举教皇的制度，并创立教廷传信部，使天主教会得以挽回在宗教改革运动中的损失，仍为人们所记忆。

1623 年病危期间，格里高利十五世头疼得厉害，脾脏肿胀，交替发热、发冷，并连续颤抖。他的侄子、枢机主教鲁多维科·卢多维西（Ludovico Ludovisi）在这天的日记中写道："宗座情况不佳。吾等须得向主祈祷。"

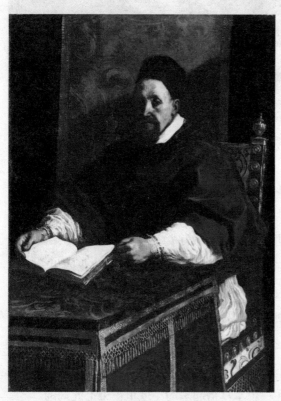

教皇格里高利十五世

据说教皇是在上一年被染上这发热病的。现在他一动不动地躺在基里纳莱（Quirinale）宫的病榻上，只盖了一条细毛毯。基里纳莱宫是以前的一位也叫格里高利的教皇所选择的绝佳地段建造的夏宫，相信可以在此避免炎热的夏日罗马经常流行的疟疾。

进教皇病榻的人很多，包括卢多维西。他不到 30 岁，自从前年被他叔叔任

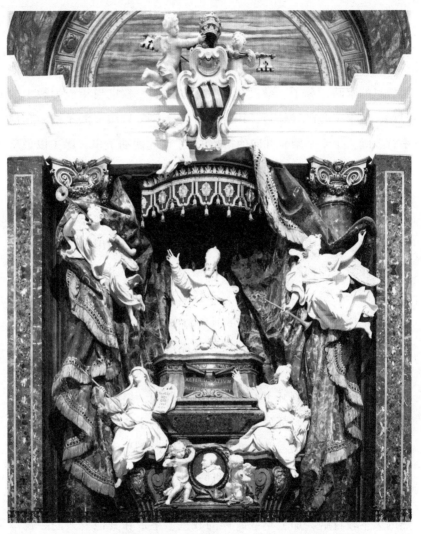

教皇格里高利十五世和枢机主教鲁多维科·卢多维西的墓

命为枢机主教后，短短的两年内就积累了大量现金和艺术品。如今他关心的是，教皇作为一个人，他的生命就将终结吗？原本他是希冀在他叔叔的影响下得以当选的。如果叔叔真的死了，卢多维西不只是因为还太年轻，更主要的是，无论经各枢机主教选举，或是进行复杂的谈判，因为他已经制造了许多敌人，就都不可能获得这一职位了。

现在，有关教皇格里高利十五世之死的预测很多，卢多维西和其他高级枢机主教与悔罪所的听告诫神父都密切注意这方面的消息。一会儿后，教皇格里高利的听告诫神父开始为他进行傅油圣事。他给教皇的眼睛、鼻子、嘴巴和耳朵涂上圣油。教皇当年成为教士的时候，他手掌心已经涂过，因此，听告诫神父只溅一溅圣油，在他手背上画一个十字架，并向他祈祷说："借此傅油圣事，愿主以最慈爱的怜悯，赦免你所犯的任何原罪。"随着死亡的临近，牧师喊一声"Subvenite"（拯救），开始赞美他的灵魂。

又过了一会儿，罗马教廷的国务大臣用一把银槌敲门，呼叫教皇。因为没有回应，他便进入房内并靠近床前。他用另一把更小的槌子碰碰教皇的前额。他要三次呼唤教皇的名字，并用银槌轻敲他冰冷的额头，然后，他才可以宣布教皇真的已经死了。没有几天他就真的抵挡不住，最后于7月8日不治而死。

格里高利十五世去世后，就要考虑继承人问题。于是，枢机主教们从欧洲各地赶来，集中到梵蒂冈宫中的西斯廷教堂，来选举新教皇。秘密会议一直开了好几个星期，其间，枢机主教和他们的随从一个接一个地死，都死于与教皇格里高利十五世相同的病。等到新教皇选定，共死了六位枢机主教和四十位随从。兰德尔·M. 帕卡德在《疟疾简史》（Randall M. Packard：*The Making of a Tropical Disease：A Short History of Malaria*）中指出："这些1623年夏天死于发热的天主教首脑，加上早些时候的教皇、皇帝和其他要人的一长串名单，连同前几个世纪许多不知姓名的普通人，都是同样的命运；他们全都死于意思是'bad air'（坏空气）的malaria（疟疾）……"

但 丁

13世纪的意大利，政治上一直处于分裂状态：代表皇帝党的吉伯林派和代表教皇党的归尔甫派之间的长期残酷的斗争构成这一时期的历史。1266 年后，由于教皇势力强盛，归尔甫派取得胜利，将吉伯林派放逐。后归尔甫派掌权，但内部仍分裂成黑白两党。

《神曲》的作者、大诗人但丁·阿利吉耶里（Dante Alighieri，1266—1321）的父亲拥戴归尔甫党，诗人从 1295 年起积极参加政治活动，由于他热烈主张独立自由，后来成为白党的中坚，并被选为佛罗伦萨的行政官之一。但是拉韦纳和威尼斯，因征税、晒盐、捕鱼等方面的利益，长期发生争议，常常以武力对

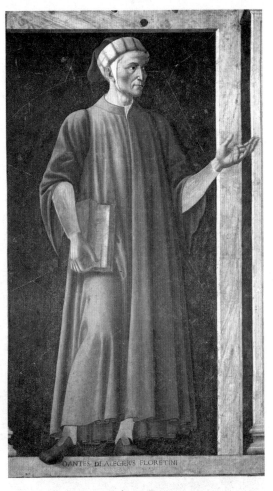

但　丁

抗。为解决这一冲突，比萨大学意大利文学教授马可·桑塔加塔（Marco Santagata）在《但丁传》中写道：

1321 年 8 月，（拉韦纳的领主）圭多·诺瓦罗（Guido Novello）派但丁为特使去往威尼斯。他离开拉韦纳或许可以作最后一次接触，来防止受重重的打击。已经有必要行使这项外交，来避免与威尼斯的一场灾难性的战争。圭多

依靠但丁的经验和演说技能，有如其他的领主以往所做的那样。战争确实已经得到避免：拉韦纳和威尼斯会在 10 月达成协议。但是但丁……在回来的途中，多半是因为在波河三角洲（Po delta）沼泽地染上了疟疾，病了。他病了一段时间后，于 9 月 14 日日落后死亡。

桑塔加塔的《但丁传》是一部巨著，正文就多达 340 多页；文献索引页也有 50 多页，材料异常丰富。传记着重从政治、社会、文化和文学诸方面来研究但丁。显然他认为但丁患何种疾病而死，不甚主要，因而不予详述。但有多位学者都肯定但丁是因染上疟疾，并死于疟疾。如索尼娅·沙的《热病：疟疾如何控制人类 59 万年》（Sonia Shan：*The Fever：How Malaria Has Ruled Humankind for* 590000

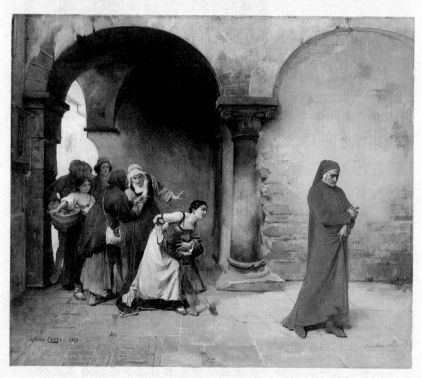

画作《但丁在维罗纳》

Years）在说到疟疾从古罗马时代开始在意大利传播时明确地说："就连最著名的罗马人，如诗人但丁·阿利吉耶里，都受染'热病发寒战'。但丁 1321 年死于疟疾。"

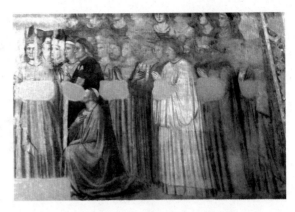
乔托壁画中所描绘的但丁

俄国文学巨匠德米特里·梅列日科夫斯基的《但丁传》只是写但丁弥留时刻，"他的躯体忽而发烧，仿佛是在永恒的火中，忽而冻得僵硬，仿佛是在永冻的冰中"（刁绍华译文）。正是疟疾的症状。只有意大利作家马里奥·托比诺（Mario Tobino, 1910—1991），他1936 年大学医学专业毕业并一生为精神病人服务的背景，使他能从医学的角度和文学的笔调描写了但丁受染疟疾后的症状，及他的死；同时还颇有意味地写了意大利多蚊多疟的地理环境和气候环境做衬托。

在《但丁传》中，托比诺说，但丁和他的使团与威尼斯方面举行会谈期间，感到有些神思恍惚，烦躁不安，总是被一种漫无边际的幻想纠缠着："原来他染上了疟疾，正在发烧。"

他浑身发烫，头晕目眩，经受着可恶的疟疾的折磨。在高烧中挨过一夜后，他揩干身上的汗汁，启程回国。……但丁在基奥贾不得不改乘马匹继续赶路，此时他已心力交瘁，要靠多么顽强的毅力才能支撑住啊。……他在洛莱奥投宿了一夜；热度仍持续不退，时而汗水涔涔而下，使他陷入虚脱。

翌日他撑着起床，然后摆渡，过了波河三角洲的几条河流……终于，在夕阳西下时，他望见了蓬波萨隐修院。……这座隐修院堪称一个世外桃源，居此可以免遭瘴气的侵袭。修士们怀着宗教热情，孜孜不倦地开垦了菜园，种植了树木，将寺院笼罩在绿荫之中。而周围则沼泽遍布，潮湿阴森，尤其是在这雷雨季节的九月份里。土坑、池塘和泥洼里积满了水，被炎夏化为粉尘的沼淤烂泥，复又繁衍，四处蔓延……蚊子成群结队，发出令人厌烦的嗡嗡声，构成了这个王国的一支大军。

……此时他……全然记不起自己是怎样回到家里的，躺在床上，被家眷们围在身旁。

……家里人发觉，但丁已奄奄一息。奇怪的是，他脸上又焕发出了青春的光彩……

这时，女儿贝亚德上前为他整理衾枕，圭多·诺瓦罗正冲着他微笑。多么酣畅的睡梦。仿佛圣方济各在欢迎他。

"他不再呼吸了。"女儿低声哽咽着说。

但丁带着一副从未有过的安详面容，与世长逝了。

这是一三二一年九月十四日至十五日的夜间。

克伦威尔的病

17世纪英格兰的奥利弗·克伦威尔（Oliver Cromwell，1599—1658）是一位大人物，作为军人，他以军事组织者和善战者著称，特别是在反对爱尔兰和苏格兰的保皇党的战役中；作为政治家，他官至英格兰、苏格兰、爱尔兰共和政体的护国公。他个子虽然只有"中等高度"，但肤色红润，鼻子很长，栗色的头发和面部几个凸出的疣，一个在左眼窝，一个在下唇下面，另一个特别大，在右眼眉上方，显得十分威武。他又喜欢骑马、狩猎和放鹰，全是健壮之人的爱好。尤其是他被认为"具有长寿和强壮的遗传体质"，他的母亲

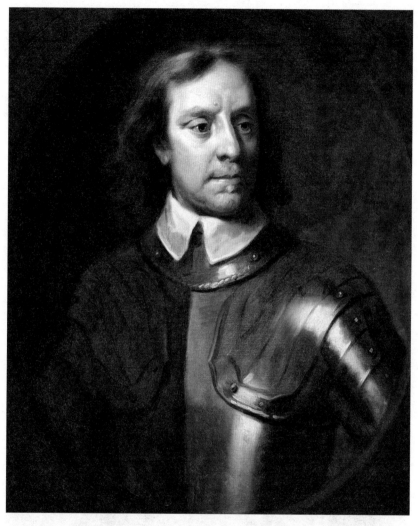

克伦威尔

就活到 89 岁。但是这一切都不过是表面现象，与这些表面现象相反，他的身体非常差。

29 岁那年，克伦威尔在一次饭后 3 小时出现胃部疼痛，并且左侧持续疼痛，痛得只好去求医。另外，他满脸都长了丘疹，于是，他便用米特拉达梯的解毒剂来医治。这是公元前 1 世纪有"毒王"之称的本都王国国王米特拉达梯六世（Mithridates Ⅵ）通过自己试毒而发明的解毒药，但是对解除克伦威尔的丘疹和胃痛都没有效果。克伦威尔45岁那年，在一次战斗中指挥骑兵部队时，颈部受伤，落下一处痼疾。48岁时，他又出现脓肿，此病异常严重，几乎要了他的命。57岁又一次发作脓肿，这次是在乳房上，使他一个月失去正常的生活能力。同年晚些时候，他颈上生了一个结节，是一个瘤。

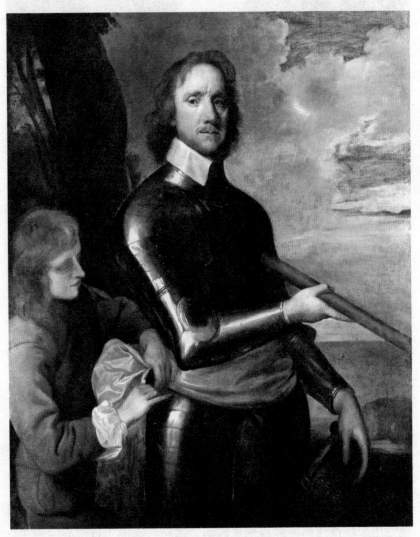

克伦威尔画像

除这些以外，克伦威尔患过的其他疾病还有痛风、痢疾、肾结石、发热病和多次结石绞痛。

克伦威尔虽然一次次地发病都转危为安，但毕竟影响他的身体，降低了他的抵抗力。因此到了老年再次感染疟疾之后，他就难以抵制了。

英国科学院院士、牛津大学钦定教授查尔斯·弗恩在《克伦威尔传》（1900 年版，王觉非等译）中分析克伦威尔的健康状况时说，一系列战役的劳累，已经使克伦威尔的健康受到损害；1648 年春和1651 年春的重病，更使他的健康难以恢复；最后又加上他的爱女在1658 年 8 月 6 日的死，于是——

在他女儿的葬礼后不久，克伦威尔得了一种疟疾病，周期性高烧。但过了几天，他似乎摆脱了病魔，恢复了体力。8 月 20 日，（向他请示的教友会创始人）乔治·富克斯……说："在我走近他之前，我似乎看到和感到死神在萦绕着他，等我走到他面前时，他看上去像个死人。"第二天，克伦威尔再次病倒，但他认为为他进行祈祷定能奏效，并肯定自己能恢复。……在寒热发作过后，医生叫他搬到白厅去住，因为换个环境可能有利于他的治疗。

在白厅，他的病情没有好转，反而更加恶化，他经受着寒和热交替侵袭的折磨。所有人都意识到情况的严重。……8 月的最后一天，星期二，法国大使告诉他的政府，护国公生命垂危。但就在这天晚上，他病情好转，又有转机的希望。

……9 月 2 日，星期四的整个夜晚，他烦躁不安，不是断断续续地自言自语……在这以后他安静下来，于星期五下午四时与世长辞。

弗恩认为克伦威尔是死于连续发作寒热的疟疾。《简明不列颠百科全书》也说："自从爱尔兰战役以来，克伦威尔的健康状况一直不佳。1658 年 8 月在其爱女死于癌症后，他因患疟疾而病倒，被送往伦敦，准备在圣詹姆斯宫居住。但是，在他两次最大胜利的纪念日——9 月 3 日——病逝。"

最近，桑杰伊·圣等在 2016 年《美国医学科学杂志》上的论文《克伦威尔致命的热病》（Sanjay Saint, Thomas Cogswell, Eliot Siegel, Philip A. Mackowiak：*Oliver Cromwell's Fatal Ague*）中说："虽然历史学家普遍同意克伦威尔是'自然'死亡，但他们对于确切的死因看法不一致。克伦威尔的医生们都觉得疟疾是死因，其他几位学者也一样。经由橡树岭超级计算机（Oak Ridge supercomputer）确诊的我们的临床看法是，疟疾是克伦威尔死亡的一个起作用的因素，但并非是死因。"从此，这位大人物是死于疟疾，就被看成一个定论。2016 年 3 月号的《军事史》（*Military History*）杂志便将这项研究成果作为一件新闻来报道："在对英国护国公奥利弗·克伦威尔 1658 年 9 月 3 日的死因进行了数百年的猜测之后，密歇根大学教授桑杰伊·圣等教授医生将此归咎于疟疾和伤寒的共同作用。"

拜伦的疟疾

19 世纪初，在社会和文化的发展下，希腊人民兴起一股轰轰烈烈的浪潮，要求摆脱奥斯曼土耳其帝国统治了他们 400 多年的军事专制束缚。1821 年 3 月，从本土发展到伯罗奔尼撒、科林斯湾北部的几个地区的反抗以及几个岛上爆发的起义，立即赢得了欧洲知识分子的同情。很快，这同情便转化成称为 Philellines（"希腊人之友"）的运动。两年后，1823 年，英国诗人乔治·拜伦勋爵（1788—1824）也参加了反土耳其的秘密革命团体烧炭党，并于 12 月 29 日动身，在希腊革命家派遣的护航舰的护卫下，于 1824 年 1

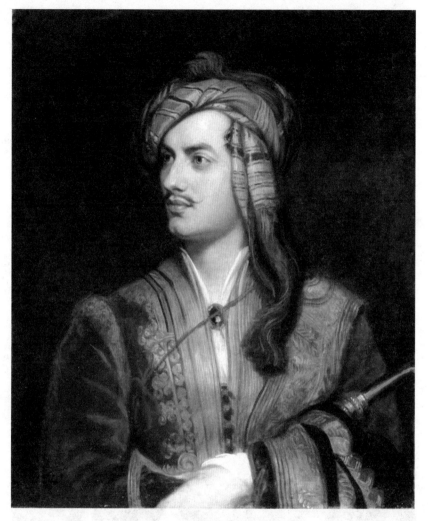

拜伦勋爵

月5日来到希腊西部的迈索隆吉。独立战争的领导人、迈索隆吉国民议会主席亚历山达罗斯·马夫罗科扎托斯亲王（1791—1865）代表希腊政府接待这位热血沸腾的诗人。4月，拜伦便成为支援希腊人反抗土耳其人、争取独立斗争的伦敦委员会代理人。

　　但是，就在拜伦忙着又是解囊4000英镑帮助创建希腊舰队又是努力做调停工作使各派团结一致的时候，突然病了。

最初是在 1824 年 2 月 15 日，拜伦感到全身痉挛，每次大约持续 3 分钟，这是他家属成员中从来没有人发生过的。几天后，2 月 20 日，轻微的痉挛再次出现。3 月 15 日，法国驻爱奥尼亚群岛领事文森特·雷诺向外交部通报说："拜伦在迈索隆吉中风，但旁人说，许是感染造成的癫痫发作。"后来发生的事就严重了。4 月 9 日，拜伦骑马出游回来时遇上一场暴雨，全身被淋湿。两个小时后，他病倒了，主要的症状是起伏不定的发热，伴有头痛和眩晕。

千百年来，西方的医生都习惯于以催泻和放血传统的治病手段来医治各种病患，常用的放血是水蛭吸血，还会以划痕法、杯吸法、静动脉切法来大量放血。这次，拜伦的医生、热那亚医学院毕业的弗朗西斯卡·布鲁诺也先是施用泻药，并以意大利叫"帝国柠檬水"（Imperial lemonade）的酒石溶液来保持其疗效。布鲁诺医生声称，拜伦患的是轻度关节炎，所以他设法发汗治疗。随后在 4 月 15 日、16 日、17 日三天，医生们都采用放血疗法，一次又一次地放。到了

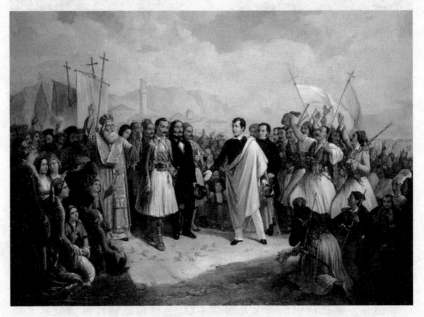

在迈索隆吉接待拜伦勋爵

46

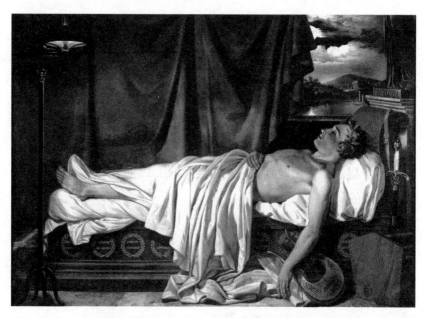

法国画家约瑟夫·奥迪瓦埃作的《拜伦之死》

17 日晚，拜伦的病情仍未见好转，出现谵狂状态，不断说胡话。第二天早晨，医生们担心是大脑炎症，经拜伦同意，换了一种放血法。到了下午 3 点 30 分，情况更让人犯愁了。布鲁诺医生求助另外两位医生——特雷勃医生和瓦亚医生。经过会诊，瓦亚医生和布鲁诺医生认为此病是由"关节炎症病变转移"造成的，建议设法防止痉挛。但是到了 19 日，拜伦就永远离开了人世。

今日可以看出，拜伦的死，明显是诊断和治疗双重错误的结果。

西方放血疗法的理论基础是古希腊"医圣"希波克拉底及加仑的四种"体液"理论。这理论认为，人体存在血液、黄胆汁、黏液汁、黑胆汁四种体液，如有一种或两种过多，就会犯病，需得放掉过多的体液，使体液获得平衡。到了后来，有些医生主张"猛烈放血"，认为放得越多越好，以致造成悲剧。最著名的如美国总统乔治·华盛顿，1796 年华盛顿退休后回老家管理农庄。1799 年 12 月 12 日，在去庄园各处巡视时，一阵大雪，加上冰雹和阴雨使他着凉患病。本杰明·拉什医生也沿用放血疗法，华盛顿本人甚至鼓励他"不要怕""再放点——再放点"。第一次放过后，又放血三次，结果使病人体力大降，于14日晚10时在"没有痛苦也不挣扎"中与世长逝。《剑桥医学史》中配有一幅给华盛顿放血的画作，说明："1800年前后，放血在北美特别流行，因为此地是著名的本杰明·拉什倡导冒险的静脉切开术的地方。该技术的一些批评家相信乔治·华盛顿的生命晚期——1799年12月13日，星期五——是被放血致死的。"

另外，拜伦当时的病，实际上并不是布鲁诺医生等诊断的关节炎什么的，而是典型的疟疾。

以往的研究，一些学者也相信拜伦是死于疟疾。最近，雅典大学医学院微生物系的科斯塔斯·奇思密斯（Costas Tsiamis）和眼科学、卫生学、流行病学、法医学、毒理学、医学史等方面的五位专家在《医学史上的传染病》上发表的长篇论文《拜伦勋爵的死：一例晚期疟疾复发?》中，通过对拜伦的通信、朋友的回忆、医生的报告以及尸体解剖等材料的研究，在全面"考察了与拜伦之死有关的病理状况"后，相信他的死"主要的问题是疟疾"。

疟疾和意大利关系密切。早在公元前二三世纪，古罗马喜剧作家提图斯·普劳图斯和普勃留斯·泰伦提乌斯的作品中，就已经写到疟疾这一周期性的疾病了。从4世纪开始，该病成了古希腊的地方病，并一直广泛传播。《拜伦勋爵的死》的作者这次的研究发现，十多年前，拜伦在1809年与好友约翰·霍布豪斯出游葡萄牙、西班牙、阿尔巴尼亚、希腊、土耳其等国时，1810年就曾在希腊患病，多半即是被传染了疟疾，此病影响了他一生的健康。作者们还着重研究了拜伦的书信和迈索隆吉的地貌。他们在拜伦1810—1823年间的信中发现有23次说到"发热"，3次说到"疟疾"，32次说到"患者"，7次说到"间歇热"，6次说到"沼泽"——传染疟疾的蚊子的滋生地。他们说，"位于希腊西部的迈索隆吉镇周围是潟湖"，意大利画家西蒙·博马蒂、英国军官威廉·利克上校等十多人的叙述材料都说到"潟湖对健康的负面影响"。文章作者另外还以准确的流行病学数据，证明 19 世纪疟疾在迈索隆吉的发病率和死亡率："该镇疟疾的发病率为 30%，外围的村子发病率为 80%。"据此，《拜伦勋爵的死》认为，拜伦勋爵的死"疟疾似乎最为可能"。

本来，治疗疟疾是有特效药的，那就是来自南美洲安第斯山脉上的规那树皮。这药经西班牙驻秘鲁总督钦琼伯爵的妻子服用效果良好，伯爵夫人力荐该药，因而它又有"伯爵夫人的粉剂"之名。拜伦也知道规那树皮及其粉剂的治疟效能。

拜伦当年出国旅行期间，1819 年 4 月初在威尼斯参加玛利亚·班佐尼伯爵夫人举办的晚会，结识了特莱萨·居齐奥利伯爵夫人。年轻貌美的特莱萨 19 岁时嫁给 58 岁娶过两任妻子的鳏夫居齐奥利伯爵。两人在交谈中，对但丁和彼得拉克等诗人的喜爱使他们一下子就贴近了感情，并渐渐萌生了爱情，最后这位伯爵夫人以放弃丈夫的财产和社会地位为条件，获得教会的认可。

1819 年夏，特莱萨回她家乡拉韦纳时染上了疟疾。拜伦在给他的医生、威尼斯医学院院长弗朗西斯卡·艾格里蒂的信中说到，是他用规那树皮，完全治好她这病。只是规那树皮或是树皮的粉末，味道实在太过苦涩，让许多人，尤其是许多贵族，都不愿意吃。拜伦也不喜欢。他曾对朋友说过："天知道秘鲁树皮是什么玩意儿！"但是毕竟它是治疗疟疾的特效药，因此，他认为还有必要备下一些。所以，他在 1819 年 11 月 8 日给他的出版商朋友约翰·穆里的信中又这样写道："我不喜欢这种树皮的味道——但我认为我必须马上得到它。"遗憾的是，1824 年拜伦自己患上疟疾之后，这规那树皮不但异常昂贵，且在迈索隆吉也不易购买。据拜伦的贴身仆人威廉·弗莱彻说，4 月 18 日那天，也就是拜伦去世的前一天，布鲁诺和另外三位医生也曾"准备给我的主人服用（规那）树皮"。但是他们顾忌到名医罗伯特·胡珀（Robert Hooper，1773—1835）在

《医典》（*Lexicon Medicum*）中的警告："有关应用（规那）树皮的模式，如今已经结束专论。应尽可能早用。"而从 9 日发病之日起至 18 日，时间已有一个多星期，医生们觉得再用就不免太迟了，所以仍然采取放血或蚂蟥吸血的古老方法来治疗。结果，不但无效，反而使拜伦体质越来越弱。加上放血时所用的器械全都未经消毒，造成他得了败血症，最后在严重的发热之后，拜伦于 4 月 19 日病逝。

拉尔夫·劳埃德–琼斯在论文《拜伦的秘鲁树皮》中谈到拜伦的最后时日时，怀着无比的惋惜写道："医生们几乎都害怕一开始就应用规那树皮，因为他们都知道他们的这位贵族病人是多么的厌恶它的味道。如果在拜伦喝的最后一杯葡萄酒中置有这伯爵夫人的粉剂，早些时候应用，或许还能救他一命。"

也许是为了安慰人们的惋惜之情，2002 年 11 月 3 日《星期日独立报》发表有一篇马克·博斯特里奇的文章《追踪真实的拜伦》（Mark Bostridge：*On the Trail of the Real Lord Byron*）。文章说，如果拜伦不死，他可能会被选为希腊的国王。更有意思的是，著名的拜伦传记作者、曾任雅典大学富布赖特教授的莱斯里·马钱德（1922—?）甚至引拜伦弥留之时待在他床边的朋友威廉·帕里爵士（1790—1855）的话说："就在拜伦勋爵死的那个时刻，我亲眼看到响起一声极其洪亮的雷电。电闪十分可怕。非常迷信的希腊人都普遍认为，这种事，只有在一个出类拔萃的人，或者如他们所说，在一个超人去世的时候才会出现，于是立即宣布：'这位伟人走了！'"显然，在许多人的心中，拜伦不只是诗人和战士，他又是一个伟人，是要在特殊时刻回到天上去的神。

第三章　古代战事

阿提拉的受阻

　　匈奴是来自中亚北部的一支游牧民族，自4世纪起征服了欧洲的大片地区。匈奴王阿提拉（Attilla the Hun，约406—453）与其兄布莱达所继承的这个帝国，版图似乎已经从西方的阿尔卑斯山和波罗的海延伸到东方的里海沿岸。阿提拉还一直在对北方和东方的邻族进行讨伐，是有史以来最残暴的蛮族统治者，以致有一句形容他凶残和狂傲的话语，说："凡是他的马蹄踏过的地方连草都不长了"；并获得"上帝之鞭"（Scourge of God）的绰号。

　　441年，当东罗马帝国

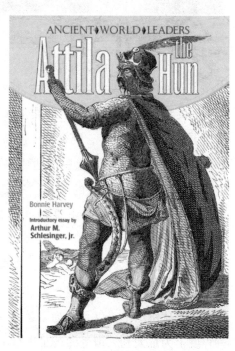

阿提拉

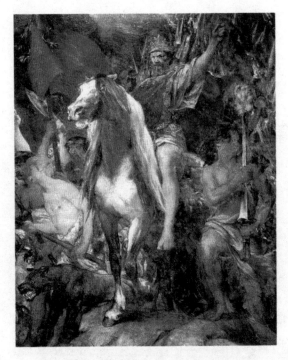
这画描绘阿提拉入侵高卢后向巴黎进军

的军队忙于边界争事而无暇他顾的时候，阿提拉对东罗马帝国的多瑙河一线发起大规模的进攻，将其多个重要城市夷为平地。443年，阿提拉再次发起攻击，首先占领和摧毁多瑙河上的几个城镇，然后长驱直入帝国腹地，将纳伊苏斯和塞迪卡两城化为废墟。此后，阿提拉挥师指向君士坦丁堡，

占领了菲利普波利斯。445年前后，阿提拉害死兄长布莱达，成为匈奴帝国的独裁君主。447年，他再度大举入侵东罗马帝国，比第一次进攻更加深入。451年，阿提拉入侵高卢。这时，罗马大将埃提乌斯和西哥特国王迪奥多里克一世达成协议，决心合兵共同抗击匈奴。阿提拉与联军经过激烈的战斗，迪奥多里克虽然阵亡，但阿提拉也只好撤兵，不久便退出高卢。这是阿提拉一生中唯一的一次失败。

但阿提拉绝不就此罢休。第二年春天，他再次越过阿尔卑斯山，入侵意大利。出乎意料的是，这次入侵，却未能使整个亚平宁半岛被匈奴军队所踏平，仅是因为爱德华·吉本说的"疾病的蔓延在某种程度上为意大利人遭受的苦难进行了报复"。

面对瘟疫的爆发，这位著名的英国历史学家在名著《罗马帝国

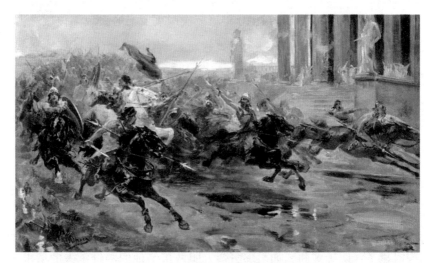

阿提拉入侵意大利

衰亡史》（黄宜思、黄雨石译文）中接着写道："当阿提拉宣称，他
决定把他的得胜之军开往罗马城门的时候，他的朋友和敌人都一致
告诫他，（西哥特人首领）阿拉里克便是在攻下那个永恒的城市不久
后死去的……"

　　吉本所说的阿拉里克之死，指的是西哥特人的首领阿拉里克

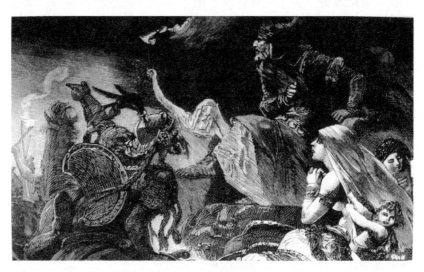

阿提拉攻打马恩河畔的沙隆

53

（Alaric，约 370— 410）在 410 年第三次围攻罗马时，攻陷该城、占领三天，随后又继续率军北上，"然而"，吉本说，"首批哥特部队刚一登陆，忽然刮起一阵突如其来的风暴，把许多运兵的船只吹翻或刮散了。他们的勇气在这一新的恐惧因素面前终于畏缩了。整个计划更因阿拉里克的早死而夭折，他染病不久便死去"。

现在，对阿提拉来说，吉本解释说，"他的头脑，尽管对真正的危险可以不在意，却经不住想象的恐惧的攻击"。罗马教皇"利奥的咄咄逼人的口才，他威严的外表和主教的袍服，都使阿提拉把他看作基督教徒的精神父亲而肃然起敬。说是圣彼得和圣保罗两位圣徒当时显圣，明确威胁，如果那野蛮人胆敢拒绝他们的继承人的请求，便叫他立即死去……"

只要想想，在阿提拉那个时代，对神和鬼怪的迷信是不可动摇地扎根在他们的心灵中的。马尔库斯·西塞罗就不止一次地说过，热病——疟疾每隔两天或三天有规律地发作，完全是神的意志的作用，不可抗拒的。当时，阿提拉眼看着罗马城内因"疾病的蔓延"，居民一批批地被夺去了生命，就不能不相信神的意志的存在；而违背神的意志，在阿提拉是不可想象的。于是，在这场瘟疫面前，他只好撤退了。

多年来，医学史家根据文字材料，认为那次的瘟疫即是疟疾。

成吉思汗止步

成吉思汗（1162—1227）是大蒙古的开国君主，著名的军事统帅。他原名铁木真，约在 12 世纪 80 年代称"汗"——统治者。1206 年蒙古贵族、将领举行忽里勒台（大聚会）时他被推为大汗，称成吉思汗，为"强大"或"海洋"之意。

铁木真——成吉思汗即位后，即发起了一系列快速的向外军事行动。到 1220 年，他的蒙古帝国便从朝鲜和中国的太平洋海岸，向南延伸到长江和喜马拉雅山麓，向西直到幼发拉底河。这些蒙古人可谓是"闪电战"的真正的大师，能以惊人的速度和凶猛的兵力打击敌人。

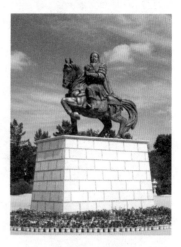
成吉思汗塑像

1220 年起，成吉思汗将他的军队分成两路进攻，完成了亚历山大所无法做到的将已知世界的两半捆合在一起。他本人率领主力部队向东返回阿富汗和印度北部；另一支大约 30000 名骑兵的军队向北冲过高加索，进入俄罗斯，洗劫了乌克兰克里米亚半岛上的费奥多西亚海湾。蒙古人穿越俄罗斯的欧洲部分和波罗的海诸国，击溃了俄罗斯人、基辅人和保加利亚人，所到之处尽遭破坏，居民被屠杀或被变卖为奴隶。

在蒙古人势如破竹、节节顺利的时候，却没有继续去推进他们的军事行动，是什么原因呢？科罗拉多大学的历史学教授蒂莫西·C.瓦因加在 1977 年出版的《蚊子：人类最可怕的吸血动物史》（Timothy C. Winegard：*The Mosquito*：*A*

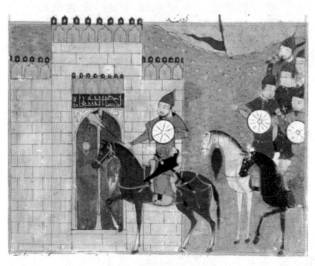
成吉思汗进入北京城

Human History of Our Deadliest Predator）说：

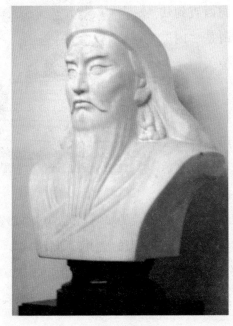

成吉思汗雕像

蒙古人为何决定放弃欧洲是一个尚有争议的问题。普遍认为，此次行动的最终目的不过是为了将来全面入侵欧洲实施侦察任务。历史学家们还提到，决定推迟入侵是因为蒙古军队近 20 年的持续作战中在高加索和黑海一带受染疟疾，军力越来越被削弱的关系。众所周知，成吉思汗本人当时也正染上一次典型的疟疾。最被普遍接受的理论是，他 65 岁时的死亡，是由于慢性疟疾感染，引起免疫系统严重削弱，造成伤口溃烂，久治不愈。

疟疾不但使成吉思汗不得不止步欧洲，放弃他的扩张计划，还使他最终于 1227 年 8 月病逝。

阿拉里克死亡

古罗马是一个以罗马为中心的古老强国，从 1 世纪前后开始，扩张成为横跨欧洲、亚洲、非洲的庞大罗马帝国。但是几个世纪以来，也有一些军事势力严重威胁着它的存在。这些势力的军事领导人中，著名的有迦太基的汉尼拔（前247—前183）、本都王国的米特拉达梯六世（前32—63）、高卢阿维尔尼人的首领韦辛格托里克斯（前80—前46）、匈奴王阿提拉等。此外，还有一个特别值得注意的大人物阿拉里克，是西哥特人的首领，《不列

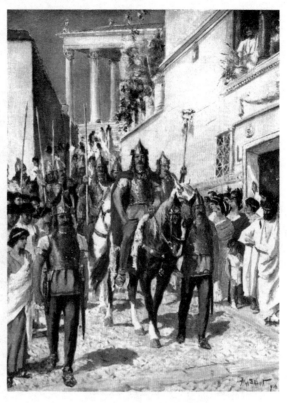

阿拉里克进入雅典

颠百科全书》说他是"410年8月洗劫罗马的军队领袖。这一事件标志着西罗马帝国的垮台"。大概只有疾病才能打倒他。

阿拉里克（Alaric，约370—410）出身贵族，一度在罗马军中指挥哥特人的部队，后离开部队当选为哥特人首领。他以罗马人没有给予西哥特人津贴为口实，进军君士坦丁堡。在遭到罗马军队的阻击后，又挥师南下，攻入希腊，洗劫雅典的比雷埃夫斯港和科林斯等地。397年，东罗马皇帝弗拉维·阿卡狄乌斯不得不任命他为伊利里亚地区的军事长官。四年后，401年，阿拉里克入侵意大利时被击败，只好撤出意大利半岛，第二次入侵也仍以失败而告终。但罗马元老院终于付给他一笔巨额津贴。当西罗马皇帝霍诺留拒绝给予他土地和物资的时候，阿拉里克在408年率兵围攻罗马，直到元老院

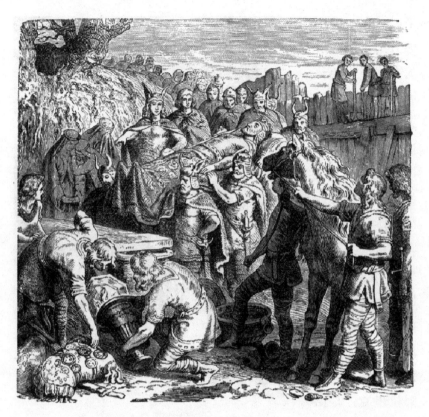

阿拉里克之死

答应再给他一笔津贴之后才退兵。可是霍诺留却不让步。因此,阿拉里克于409年再次围攻罗马。410年夏与霍诺留谈判破裂后,阿拉里克第三次围攻罗马,罗马终于陷落。阿拉里克的军队占领罗马三天,他们劫掠罗马,抢夺大部分财富,但只焚毁少量建筑,对城内的居民也施行人道政策。此后,阿拉里克向南进军卡拉布里亚(Calabria)。他希望入侵非洲。但是一场暴风雨把他的船打成碎片,他的许多士兵被淹死了。在到达卡拉布里亚的省会科森扎(Cosenza)之后不久,阿拉里克猝死。

阿拉里克的猝死一直是医学史家特别喜欢研究的一个题目,但是都没有得出比较可信的结论,直到最近,苏黎世大学进化医学院的弗朗切斯科·加拉西(Francesco Galassi)和他的同事仔细研究了他们可以找到的有关国王之死的所有历史，结合医学和流行病学资料，得出结论，根本原因是疟疾。

弗朗切斯科·加拉西等人的论文《征服罗马者阿拉里克的猝死：疟疾和缺乏免疫力的故事》(*The sudden death of Alaric I the vanquisher of Rome：A tale of malaria and lacking immunity*)，发表在 2016 年第 31 卷，作者共六人，除了加拉西，另外五人分别来自都灵大学公共卫生和儿科学、体质人类学实验室，马赛医学院人类学生物栽培实验室，剑桥大学兽医学系，与宾夕法尼亚大学合作的博茨瓦纳大学，宾夕法尼亚大学的佩雷尔曼学校。论文不但聚合了多方面的专家，并参阅 30 部（篇）有关文献，进行分析研究。

论文先是提出，阿拉里克的猝死可以有多种因素：他可能死于心血管疾病，如充血性心力衰竭、中风、脑或腹部动脉瘤以及主动脉夹层等的可能性都值得关注。但是，无法从他的行为中推断出是因遗传或先前存在的病理引起的潜在病理迹象或症状。"相反，历史学家的普遍共识是，恶性疟疾中的一种严重类型，是意大利中部和南部特别流行的一种传染病，造成阿拉里克的死。罗马城和蓬蒂内沼泽地是他最有可能染上此病的地方。"

接着，论文对疟疾的症状、疟原虫的生活史做了详细的描述后指出，是否受恶性疟疾的感染取决于宿主的免疫力，并提出疟疾如何对古代的中国人、埃及人、亚述人以及希腊人和罗马人造成伤害，特别如青年时代的尤利乌斯·恺撒、西塞罗的朋友、阿提库斯（Titus Pomponius Atticus，前 110—前 32）等，都是疟疾病人。

论文写道："一系列的数据都导致我们假设阿拉里克可能死于恶性疟原虫疟疾。"对此，作者引用有关资料，进行了详细的论证。

5 世纪，恶性疟疾在意大利中部和南部猖獗。古气候学指标进一步表明，公元 100—400 年是一个温暖的时期，这有利的气候条件可能使按蚊繁殖并有效地传播这种疾病。且古代的疾病症状的描述，说夏秋季 7 月至 10 月反复发烧和猝死，也清楚表明是疟疾。

联系到阿拉里克的情况，《征服罗马者阿拉里克的猝死》的作者查阅了大量有关历史资料，梳理出阿拉里克的活动情况。

在围困罗马之后，阿拉里克劫掠这首都三天，这正是疟疾传播高峰期，然后立即向南去寻求粮食供应，以应对冬季的到来。穿越阿庇安大道，并迅速越过蓬蒂内沼泽地，到达卡普阿（Capua）。罗马经阿庇安大道去往卡普阿，估计距离为 193 公里，考虑到西哥特人以前的速度约为每天 16 公里，那么他们是花了近两个星期才到达卡普阿。他们也洗劫卡普阿来寻求食物，随后迅速向那不勒斯前进。那不勒斯没有被洗劫，但他们洗劫了郊外和一个叫诺拉（Nola）的小镇。当时大约是 9 月下旬，天气状况逐渐恶化，运输季节即将结束。因此，阿拉里克经由西西里去往北非的计划受到了威胁。

在那不勒斯期间，阿拉里克购办了船只，让其待在（意大利南部的港口城市）雷焦卡拉布里亚（Reggio Calabria），他们就要从那里上船。那不勒斯和雷焦卡拉布里亚之间的距离约为 483 公里。即使军队越过这道关口，至少也要花一个月时间才能在 10 月底到达雷焦卡拉布里亚。这一估计与约旦人的历史记录相符，在此之后，西哥特人在雷焦卡拉布里亚待了很长时间。

到达雷焦卡拉布里亚后，他们聚集一起准备穿越墨西拿海峡（Messina Strait）。可是大批士兵已经上船了，却突然掀起一场大风暴。阿拉里克的舰队船只沉没，导致多人丧生。由于阿拉里克到达北非的计划遭到戏剧性的失败，他和他的人只好北上来应对寒冬的到来。部队沿着东北方向行进，前往广阔而肥沃的阿普利亚斯高原（Apulias' Tableland），冬季在那里扎营。但是在行军途中，阿拉里克倏地在离达雷焦卡拉布里亚 143 公里的科森扎附近死亡。

基于阿拉里克的情况，论文联系疟疾流行的历史说：在 1970 年意大利半岛彻底消灭疟疾之前，卡拉布里亚被列为受疟疾影响最严重的地区，特别是沿着宽阔河流的海岸和山谷，是传播的重点。处在这些地区，"像其他日耳曼部落一样，阿拉里克和他的军队都是来自从不流行恶性疟疾的地区。于是，在这个高度流行的地区，被染上恶性疟疾并最终被它杀死的风险就非常高了"。作者解释说，虽然其他的传染病，如伤寒、流行性斑疹伤寒、肠胃炎或流行性感冒也可能导致阿拉里克死亡，而且这些传染病也都容易在人群中，尤其是营养和卫生条件较差的人群中传播，因此可能会给阿拉里克部队或被征服的人群造成大量人员的伤亡，但是历史学家从未提到过这些传染病的流行。只有哥特人、历史学家约尔丹内斯（Jordanes，活动期 6 世纪）在他的《盖塔人的起源和历史》（*De Origine actibusque Getarum*）中说起流行病。论文引普林斯顿大学出版社 1915 年出版的此书的英译本写的："阿拉里克的舰队在试图穿越海峡前往西西里岛时，被风暴所摧毁。由于在船只沉没之后，立即出现一场流行病，导致大量人员的死亡。这一事故可能被报道为是致使这位国王死亡的一系列不幸事件的最后一步。"

同时，论文根据古代和近代意大利中部和南部有关疟疾分布的知识，以及阿拉里克缺乏对此病的半免疫性，相信是"在他逗留卡拉布里亚时，被一种致命的疟疾传染似乎是这位国王死亡的最可能的原因"。作者们的结论是：

> 阿拉里克在洗劫罗马（410 年 8 月底）和随后穿越坎帕尼亚（Campania）去往卡拉布里亚途中，显然是健康的，或者说没有患病。由于部队长距离的行军以及洗劫罗马和阿拉里克在科森扎附近猝死之间的时间，我们有理由假设他是在卡拉布里亚感染了致命的病并因此而死亡。除非找到阿拉里克的遗体并进行生物医学研究，否则无法进一步推断出他是怎么会过早死亡的。

弗朗切斯科·加拉西等人的研究受到学界的重视，至今还未见有否认的意见。

第四章 病 因

瘴气和细菌

"疟疾"（malaria）一词，来自意大利文中的"bad air"，意思是"恶劣的空气"，即相信此病是由于"恶劣的空气"造成的。英语世界最早使用这个词的是哥特小说的开创者、英国作家霍勒斯·沃波尔（Horace Walpole，1717—1797），他在1740年写给朋友的一封信中说："有一种叫 malaria 的东西，每年夏天都要到罗马来杀人。"差不多90年后，也就

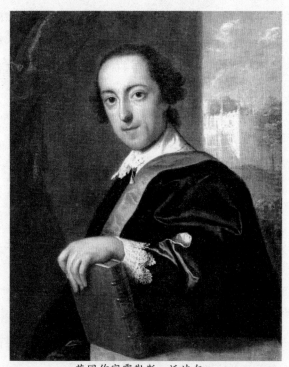

英国作家霍勒斯·沃波尔

是 1829 年，学者约翰·麦卡洛克（John MacCulloch）将它引入他所编的一部英语课本。从此，该词便在英语中被广泛应用，直到 19 世纪后期，成为一个常用词，替代了原来表示这一意义的"热病"（ague）一词。1840 年，英国艺术批评家约翰·拉斯金（John Ruskin）写道："全城上空有一种异样的恐惧，这是一种死亡的阴影，无处不在……你会觉得像一个发热的艺术家，被一个个美丽的梦所纠缠……但每个都混杂着热病的惊怖。"

其实，既然疟疾，或者说是发热病早就存在，对它的起因无疑也就早有解释。

像许多其他地域一样，古代的希腊是一个人神共处的时代，相信人间的一切都在神魔的掌控之中。一个人如果病了，定然是由于他对某位神祇不敬，或者开罪了哪个魔鬼，才受到如此的惩罚。要使疾病得到康复，唯一的办法就是去求助这些神魔，向他们奉献。只是长期下来，人们发现，这种求助和奉献，往往也并不灵验。要知道因为患者的罪孽实在太大或者是他心地不诚等解释，毕竟不能长期搪塞下去。于是，渐渐地，也就不再往这虚无缥缈的境界去寻找病因，从而出现较为唯物的原因，虽然最初想到的，距现实也十分遥远，如有时就想，也许是月光的照射或者星球运行的错位，导致地球上混乱不安，才引起发热病——疟疾等等；甚至可贵到从病人身上找原因，如中国传统医学中的阴阳学说，认为疟疾是由于人体内阴阳对立统一关系的不和谐造成的；古希腊希波克拉底学派也有类似的看法，认为疾病是人的体内血液、黏液、黄胆液、黑胆液四种体液不调的缘故。

同时，有人发现沼泽地周围，总是会散发出一种十分难闻的气味，而且这些地方附近的居民患发热病的也要比别处的多，于是就如古罗马学者马库斯·坦蒂斯·瓦罗（Marcus Tentius Varro，前 116—前 27），他在大约公元前 50 年，为他心爱的妻子芬达维亚（Fundavia）写了一本如何保持健康的书。他警告芬达维亚，她应该远离低洼的沼泽地区，因为这里繁殖出一些看不见的微小动物，它们会侵扰空气和饮用水，是进入人的体内引起疟疾和发热的动物。这样解释疟疾的病因，显得比较可信。

在细菌学出现之前对病因学做出解释的最后一位学者是瑞典的植物学家卡尔·林奈（Car-olus Linnaeus，1707—

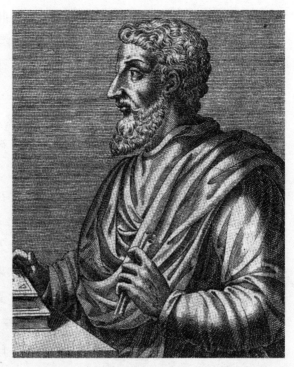

古罗马学者瓦罗

1778）。林奈在乌普萨拉大学是医学教授和植物学教授。作为一个分类学家，林奈发明了生物学的双名制命名法，他出版的《植物种志》和《植物属志》为国际所公认；作为医学家，他 1735 年在哈德维克大学（University of Hardewijk）撰写的有关疟疾的博士论文，对希波克拉底提出不同的看法。希波克拉底认为，疟疾是因为体液中黑胆汁过多造成的。林奈设想，可能是人喝下的水中含有黏土颗粒，积聚在器官的小血管中，阻塞和刺激了小血管，才引起疟疾。

1674 年，荷兰的安东尼·封·列文虎克（Anton van Leeuwen-hoek，1632—1723）怀着无限的好奇心，通过他自制的显微镜观察微小世界。在与伦敦皇家学会（Royal Society of London）的一系列通信中，他描述了从中看到昆虫、狗和人的精子，以及细菌和原生动物。但是还需等待 200 多年，才弄清某种微生物是某种疾病的致病

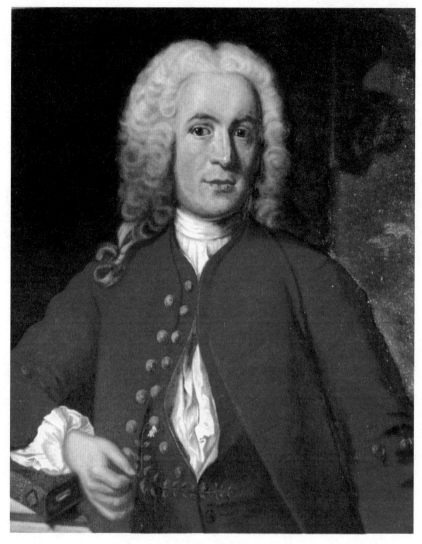

瑞典植物学家和医学家卡尔·林奈

因子。目前，很多人，包括很多科学家还是相信恶劣的空气是造成发热病——疟疾的原因，即所谓的"瘴气理论"（Miasma Theory）。

　　确实，自古以来，许多科学家从日常的观察中认定，与腐烂有关的难闻气味会使人患病。他们相信，在拥挤不堪、遍地是杂物或粪便的肮脏、霉烂、腐臭等不卫生的地方，疾病就更为常见。到了

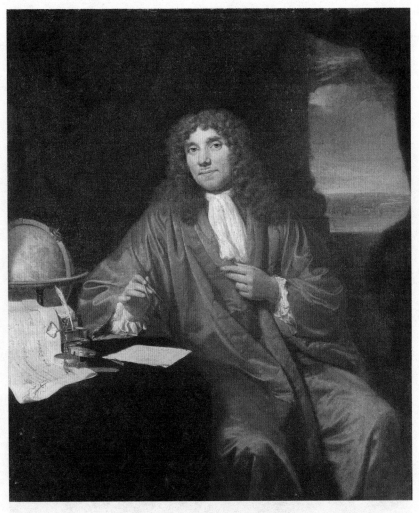

荷兰显微镜学家列文虎克

中世纪，随着城镇的出现和流动人口的增长，伤寒、霍乱、疟疾、肺结核等疾病的爆发也随之增加。疟疾一词由"恶劣"（mal）、"空气"（aria）组成便是两者密切关系的形象说明。

直到16世纪，欧洲人对发热病到底是一种什么样的疾病，都还没有一个具体的定义。当时欧洲的医学权威对许多疾病的发生，包括疟疾在内，都归咎于"瘴气"。他们只相信，瘴气是一种散发出臭味的潮气，来自停滞不动的死水或腐烂的植被和动物遗骸。照瘴气理论的说法，在气候炎热的环境中，不论是败坏的食物或是腐烂的植被，一切都会加速发出难闻的气息，因此，这时的瘴气就更危险，呼吸进去就更容易引发疾病，包括疟疾。普利茅斯殖民地总督威廉·布雷德福（William Bradford，1590—1657）就说过："炎热的国家是严重疾病的地区。"欧洲人往往都是被炎热的气候吓坏了，他们形容说，暴露在这种环境中，简直会闻到人们体内的脂肪味，更加害怕容易招致传染病。

从中世纪开始，直到19世纪末，瘴气理论一直都影响很大，部分原因大概就是这一理论有助于对疟疾的解释和预防，但对解释另外一些传染病的传播，则没有多大的作用。在19世纪之前，瘴气理论启示卫生学家，要将食物和水与垃圾和废物分开，要远离停滞不动的水域和有臭味的蒸气，果然是不错。但没有触及不洗手和不清洗食物可能有的危险性——会使人染上痢疾和伤寒。瘴气理论也没有提醒人们要避免接近病人的呼吸，不然会被传染上麻疹、天花、肺结核、流行性感冒和肺鼠疫等疾病。另外，有些人尽管远离了停滞不动的污水和有臭味的蒸气，但不知道接触麻风病人、梅毒病人或虱子也具有很大的危险性，以致仍然会被这些疾病所传染。瘴气理论对他们也没有多大帮助。不过瘴气理论确实有助于人们免受疟疾的侵害。

虽然持瘴气理论的人可能并不了解许多疟蚊的幼虫都生活在停滞不动的死水中，在腐烂的植被底下捕食，避免成为鸟类和其他昆虫的猎物，这些植被、沼泽和湿地散发出独特的臭味。但这一理论提请，要最大限度地减少暴露在这种恶臭的空气中，最大限度地远离沼泽，关闭门窗。因而从效果上看，也就让人免于遭受蚊子的叮咬，避免或减少了被染上疟疾的可能性。瘴气理论提出，警惕炎热的气候会加速发出难闻的气息，也颇具实效，因为更高的气温会使疟疾的寄生虫繁殖得更快，使更多的疟蚊将疟疾传给人类，因此，注意炎热气候的影响，也就注意到蚊子对疟疾的传播。

但瘴气理论毕竟没有认识到有些疾病，包括疟疾，并非经由瘴气，而是通过微生物传播的，虽然在此前后已有科学家认识到这一点。瘴气理论似乎与他们擦肩而过。

在自然界中，几乎任何一个地段都可能产生出生命。微小的植物发芽，无限小的微生物就像是在渺茫的空中生出来似的。最让古代的人感到奇怪的是，将奶酪或面包用破布包起来，置于黑暗的角落，几天或几十天之后，便见破布里有小鼠；还有生肉也会"平白无故地"生出蛆来。这就使他们相信所谓的"自然发生"：生物是由非生命的物质发展而来的。但是一系列的观察和实验证明，此种"无生源现象"不过是一种自以为是的假设。

在列文虎克之后，1688 年，意大利博物学家弗朗西斯科·雷迪（Francesco Redi，1626—1697）准备了一系列装有肉块的曲颈瓶，其中半数封闭、半数敞开，后来又将半数曲颈瓶敞开，半数用纱布覆盖，让空气进入。结果，全部曲颈瓶中的肉块都已腐烂，只有敞开而未加覆盖、苍蝇可以自由进入的那些瓶中的肉块才生了蛆。雷迪的实验证明腐肉中的蛆来自苍蝇在肉上产的卵。

一个世纪后，意大利生理学家、牧师拉扎罗·斯帕兰扎尼（Lazzaro Spallanzani，1729—1799）先是将肉汤煮沸，然后将一些样品密封在玻璃容器里，其他的则任其开启。结果，其他的样品很快就开始变质，而密封的样品没有滋生微生物。

19 世纪的很多发现使事情越来越清楚了。

1807 年，意大利昆虫学家阿戈斯蒂诺·巴西（Agostino Bassi，1773—1856）在研究蚕的白僵病时，曾推断该病是由于有某种"传染性粒子"通过接触或近距离传播造成的。25 年后，1835 年，巴西证实了自己原来的推断：这种蚕病是微小的真菌，即今天所说的蚕白僵霉在蚕中间传播。

1840 年，德国解剖学家和组织学家雅各布·亨勒（Jakob Henle，

1809—1885）在《论瘴气与接触传染，兼论瘴气接触传染病》中明确提出："导致接触性传染的物质不仅是有机的，而且是有生命的，是一类寄生生物。"

1847年，匈牙利妇产科医生伊格纳兹·塞梅尔维斯（Ignaz Semmelweis, 1818—1865）发现，在由实习医生接生的产房中，产褥热的死亡率高于由助产士接生的产房，并证明，其原因是医学生对死于产褥热的产妇进行尸检后，没有洗手就直接进入产房，将疾病传播给健康的产妇。

1854年，英国医生约翰·斯诺（John Snow, 1813—1858）怀疑正在流行的霍乱是由于传染造成的。

从这一系列的事件看来，尽管当时瘴气理论仍占主导地位，但传染性的"粒子"造成人类疾病或细菌引发疾病的理论，也正在被医生们所认知，取得了进展。

最重要的一步是巴斯德和科赫跨出来的。

法国的化学家路易·巴斯德（Louis Pasteur, 1822—1895）在1857年至1863年间进行了一系列的实验，得出结论，发酵是活的形式，是其生命周期的结果。没有生物，就没有发酵。他进而又实验，将新鲜的肉汤装入两个瓶中，其中一个瓶子在高温下将瓶颈拉成弯曲、细长的鹅颈形，然后高温灭菌，放在

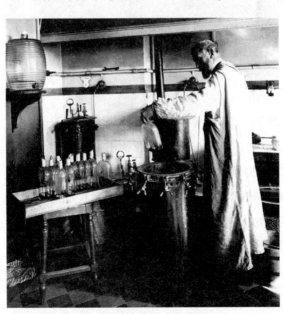

巴斯德在实验室做实验

温暖的环境中。普通瓶中的肉汤几天就腐败了，而鹅颈瓶中的肉汤放置了四年也没有腐败。巴斯德认为，普通瓶中的肉汤，因为空气中的细菌可以进去，所以几天就腐败了，而鹅颈瓶中的肉汤虽然与空气相通，但细菌只落在鹅颈瓶的弯曲处，因此一直都没有腐败。巴斯德进而证明了某些疾病，如炭疽、鸡霍乱与蚕病都是细菌造成的。

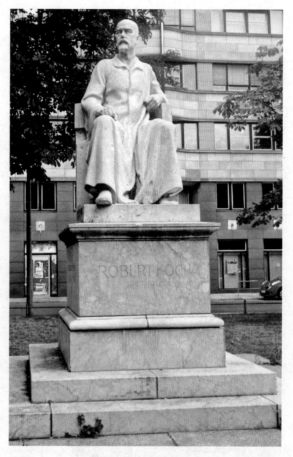

矗立在柏林的科赫坐像

德国的细菌学家罗伯特·科赫（Robert Koch，1843—1910）1866年在格丁根大学毕业后，1870—1871年在沃尔斯泰因当外科医生的同时，一心研究微生物学，在家里建立了一个简陋的实验室，开始了一系列具有深远影响的实验研究。他先是研究炭疽病，一种有高度传染性的食草动物的疾病。他用健康的样本给小鼠接种，给另一些小鼠接种患病农场动物的样本。结果，前者没有发病，后者却确实发病了。随后，他用适合的培养基培养出炭疽菌，置于载玻片上在显微镜下观察，证实炭疽菌发展成细丝，并在其体内形成卵圆形透明休眠的孢子，干燥孢子在外界可保持多年活力，在适当条

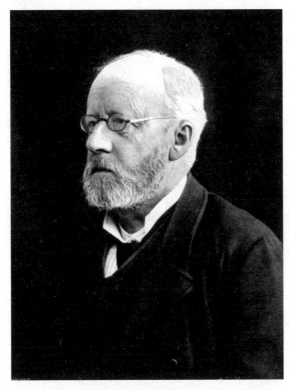
德国病理学家克莱布斯

件下可再发育成杆状菌而致病。1876年，科赫在布雷斯劳宣布并图示了他研究的炭疽菌的生活周期，首次证明了某种微生物与相应的疾病之间的确切的因果关系。这些称之为"科赫法则"（Koch's postulates），至今仍在应用。

于是，迎来了一个新的时代——细菌学时代。继巴斯德发现炭疽杆菌和科赫发现结核杆菌之后，其他一些病菌也陆续被发现。这让医学家们大开眼界：伤寒杆菌、麻风杆菌等肉眼看不见的病菌就是引发这些相应疾病的病原体。同时也让人想到，这折磨了人类几千年的疟疾，一定也是由"疟疾菌"引发的。于是，医学家开始抛弃瘴气引发疟疾的理论，去寻找疟疾的致病菌，相信只要找到这种细菌，疟疾就可以立即被消灭。

在这寻找疟疾致病菌的时髦中，几乎每种新发现的细菌都曾被看作传播疟疾的病菌而加以验证，甚至连蔬菜种子也一度被怀疑是传播疟疾的病菌。最典型的是在 1879 年，以发现白喉杆菌而著名的德国病理学家埃德温·克莱布斯（Edwin Klebs, 1834—1913）和在意大利工作的科拉多·托马西-克鲁德利（Corrado Tomasi-Crudeli）

设想，既然疟疾是沼泽的疾病，传播此病的细菌一定会在沼泽的水域中，或者悬浮在阴冷潮湿的臭气层里。于是，他们从蓬蒂内沼泽地上取来一些水，将它注射进兔子的体内。于是兔子患了病、发了烧，并且脾脏肿大，很符合疟疾病人的症状。他们从这垂死的兔子体内分离出一种细菌，相信这就是传染疟疾的细菌，并将其命名为"疟疾杆菌"（Bacillus malariae）。

科学界非常赞赏克莱布斯和托马西–克鲁德利的这一"发现"，虽然无法通过实验重现。这一"发现"还是被认为是长期探求疟疾病因的终结，只希望这种细菌确实是疟疾的致病菌。

蚊子（一）

自古以来，人们就猜测，人类患病可能和有些昆虫有关，尤其是蚊子，颇受怀疑。公元前 2100 年巴比伦圆柱上的一幅浮雕，描绘有双翅的昆虫和蚊子，正从那些戴有驱邪的护身符的人身旁飞开。研究者认为，这情景暗示了疾病和滋生蚊子的垃圾之间的联系。公元前 1400 年，生活在今日巴勒斯坦的迦南人崇拜一位神祇叫巴力西卜（Baalzebub），名字的字面意思是"蝇王"，很像《圣经》中的鬼王别西卜（Beelzebub），一个邪恶的象征。研究者认为，这是在告诉人，应该像远离别西卜那样避免苍蝇这种昆虫。另外，公元前 1 世纪古印度的梵文医学经典《妙闻集》（Samhita）中也写到，有五种蚊子会传播疾病，被它们叮咬会像被蛇咬一样的痛，随后还会出现发烧、四肢疼

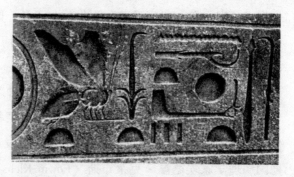

巴比伦圆柱上的浮雕

72

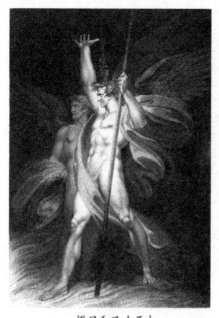
撒旦和巴力西卜

痛、呕吐、腹泻、口渴、眩晕、打哈欠等症状。医学史家认为，这里所说的病，大概就是疟疾。古罗马时代的维特鲁威和卢修斯·科卢梅拉，也都怀疑蚊子和疟疾的关系，说是要提防它的危害。

自然，这些都只是一些根据含糊的怀疑。等到罗马帝国衰亡之后1000年，类似的怀疑就比较实际了。

当时，意大利医生乔万尼·马丽亚·兰奇西（Giovanni Maria Lancisi，1654—1720）的兴趣十分广泛。他研究心脏肥大、耳郭纤颤、主动脉瓣狭窄和主动脉心脏病，以及流感、猫瘟和发热病——疟疾。他在医学史上的最大贡献是在他去世八年之后发表的《论心脏活动与动脉瘤》；他的其他著作还有《论沼泽的毒性》和应克雷芒十一世之请而著的《论猝死》。

在研究有关沼泽地上的发热病时，兰奇西最初也相信历来被认为准确无误的"瘴气理论"，相信要消除被传染疟疾，应该根除沼泽上的有毒物质。但是对于如何根除这有毒物

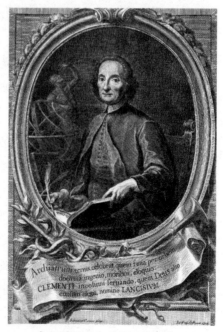
意大利医生乔万尼·兰奇西

质，兰奇西根据自己在现实中的观察和经验，显示出他有超越前人的洞察力，提出颇具现代性的解释。兰奇西推测，可能是血液中本来就潜在有某种生物，也可能是

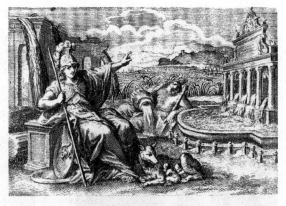

兰奇西的《论沼泽的毒性》插图

人的皮肤底下沉积了有毒的物质，是蚊子的鼻子接触过这有毒物质或粪便中含有引发疾病的物质。早在1717年的《论沼泽的毒性》（*De Noxiis Paludum*…）中，兰奇西详细地叙述了他的看法：

　　……有关加害我们的沼泽昆虫，将其有毒的胃液和唾液与胃肠液相混合造成的有害作用，在专业人士中肯定不会引起争论……

　　问题是，如果这些昆虫总是要将有毒的液质注入它在人体表面打开的小伤口，这对我们的身体是有害的，更何况如果这液质中还有它的卵子。

　　问题还在于，在沼泽的活跃的臭气中，是否有更多的一些（有机物）被带进血管，这（对宿主）会是很重的伤害……

　　我虽然不是哲学家，我也可以起一个目击者的作用，敢于肯定地断言，在发热病上，寄生虫会进入到血管里。因此，对于染上沼泽热的人来说，必须要提供血液，让医疗从业者通过显微镜，努力查出这些昆虫。（只是）到目前为止，我们还没能做到这一点。

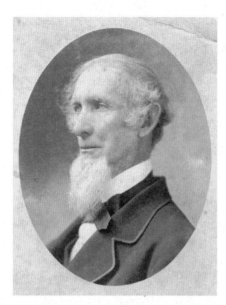

美国医生乔赛亚·诺特

兰奇西试图证明他的看法得到人们的信任，遗憾的是，他无法从尸体解剖中证明"这些疾病是由昆虫携带进入血液中的"。他所说的只是一种猜测。

另外也有一些学者像兰奇西一样，怀疑疟疾的病因是蚊子。

美国亚拉巴马州的内科医生乔赛亚·克拉克·诺特（Josiah Clark Nott, 1804—1873）也拒绝瘴气理论，而相信传播疟疾的是某种昆虫。诺特在1848年3月出版的一期《新奥尔良医学和外科杂志》上发表了一篇发人深省的论文《黄热病与恶心发热病的对比……》（*Yellow fever contrasted with Bilious Fever …*）。在这篇论文中，诺特表示，他相信这恶心发热是一种特殊的病因造成的，它的传播方式可能来自昆虫或某种小动物。诺特明确表示，他相信疟疾不是由"来自地球表面散发出来的气体"，而是由昆虫中的一种引起的。医学史家将他的这一陈述解释为他认为是蚊子传播疟疾。

还有一位委内瑞拉的内科医生和博物学家路易斯·丹尼

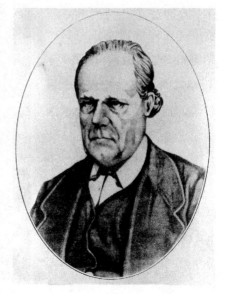

委内瑞拉医生路易斯·博珀蒂

尔·博珀蒂（Louis Daniel Beauperthuy，1803—1867）也有这样的认识。他在1856年1月18日给巴黎科学院写的一封信中称：

> 沼泽里的发热病是来自一种动植物的病毒，经由尖鼻子的昆虫（蚊子）植入死人的体内……这些在酷热的国家、夜里在痛苦中死亡的昆虫，将感染有细菌的病毒注入人的皮肤和细胞组织，这病毒改变了人体的血液，引起奎宁才能缓减的全身病症……也是一种尖鼻昆虫，将感染病菌的液质注入人的体内，招致黄热病人死亡。

当然，博珀蒂的看法同样也只是猜测。而阿尔伯特·弗里曼·阿非利加努斯·金（Albert·Freeman·Africanus·King，1841—1914）的猜测则说得相当详尽，也比较可信。

阿尔伯特·金生于牛津郡附近的一个小村子，10岁时随做内科医生的父亲来到美国。他1859年开始接受医学教育，1871年成为佛蒙特大学医学院和华盛顿普罗维登斯医院以及佛蒙特大学的妇产学教授，从1879年至1894年是哥伦比亚大学医学院的医学系主任。他最为医学史家铭记的是他1882年2月10日在华盛顿哲学学会上宣读的论文《昆虫和疾病——蚊子和疟疾》（*Insects and Disease—Mosquitoes and Malaria*）。在这篇论文中，阿尔伯特·金声称：

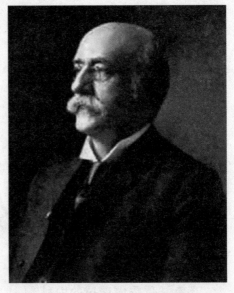

美国医生阿尔伯特·金

根据现代疾病的"细菌理论"，长鼻子昆虫的穿刺……可能是借助这穿刺，将细菌或者其他病菌植入人的体内，因而感染了他的血液，引起特殊的发热病……这种引发疾病的细菌是如此细小，甚至一枚针尖上都可以停留一百万个细菌。一次最细微的针尖的最小的穿刺，只要有一颗原子含有感染物，可能就足以让有毒的物质感染人体，所以再也不能忽视蚊子和其他长鼻昆虫的穿刺是感染和传染的可能来源。

在论文中，阿尔伯特·金参考和引用其他学者的病例报告，总结他的看法，提出十九条有关蚊子传播疟疾的理由：

　　我现在就"疟疾毒性"提出一系列事实，一些最为人知也是最被普遍确认的事实，并说明，如何通过推断，来理解蚊子是疾病的真正原因，而不是（人的口鼻）或者皮肤吸入沼泽里的蒸气。这些事实，简述如下：

　　1. "疟疾首先侵袭潮湿的低地。"……与之相符，我们发现蚊子也是如此。

　　2. "疟疾几乎不会在60华氏度以下发作。"蚊子需得在60华氏度（60华氏度 = 15.5555摄氏度）以上才能活动。

　　3. "到32华氏度时，蚊子的活动就停滞了。"到32华氏度，蚊子就死了或者麻痹了，所以它的活动也停滞了。

　　4. "在我们靠近赤道和海岸线时，最易发作疟疾。"成群成群的蚊子……在诸多赤道地区传染疾病，是众所周知的；至于海岸线，蚊子数量的增多既是事实，也很容易解释。

　　……

7. "它（疟疾）能通过大气流被输送到相当远的距离，可能远到 5 英里。"自然是蚊子给传过去的。

8. "它（疟疾）会在以前合乎卫生的地方，通过翻土，如挖掘房屋的地基、铁路轨道和运河的河床，得到繁殖。"……水池、水库和挖掘过后有水的地方，有利于蚊子的滋生，雌性的蚊子产卵，这很容易理解。

……

10. "在以前传播疟疾的地区，沼泽和水池被排干后，周期性的疟疾便消失了。"……沼泽和水池排干后，蚊子找不到……适合它产卵的地方了。

11. 疟疾一般都靠近地球的表面，即所谓"搂抱地面"或"热爱地面"。但是当它被风吹动或被飘离沟壑时，它会上升数千英尺。（医学史家认为阿尔伯特·金说的意思是：这可以归因于通过气流将蚊子送走。）

12. 太阳落山之时是最容易染上疟疾的，白天好像几乎不会。至于蚊子……众所周知……在日落之后和夜间，它便沉溺于它的吸血嗜好。

13. 日落之后，人们夜里睡在露天里，（疟疾的）危险性大为增加……醒着的时候，人会周身动弹，或者将昆虫赶走；睡着时则会被叮咬。

14. 在传播疟疾的地区，睡在室内和室外，点火可以比较安全地防止疟疾，但对于蚊子来说，众所周知，它被引至帐篷、亮处和火光，进入这些地方，一不小心，命就完了。

15. "城市的空气在某种程度上可以没有危险性，因为疟疾虽然会在城外肆虐，但它没有进入城内。"……蚊子会被墙壁和房屋阻挡住，并被灯光所吸引……很多就进不到城内。

16. "疟疾在夏末和秋季最普遍。"……蚊子也是夏末和秋季最多。

17. 疟疾不仅受到树木、墙壁等的阻挡，也会受帆布窗帘、纱布面纱和蚊帐阻挡……很难设想这些网和窗帘等可以拦阻沼泽上的空气，但一定能够拦截蚊子并免受蚊子的侵害。

18. 疟疾……对婴儿的侵入远比成人少……年幼的婴儿……通常都会受到细心护养，夏天，他们的床或摇篮一般都有蚊帐来防苍蝇，因此也可以保护他们免受蚊子叮咬。

19. "在所有人类的种族中，白人最易染上沼泽热病，黑人最不容易染上……"（医学史家认为阿尔伯特·金的意思是，黑人的身体夜里不易被蚊子看到，而且黑人的皮肤有一种使蚊子感到不舒服的分泌物。）

基于这一信念，阿尔伯特·金在 1882 年提出从华盛顿特区根除疟疾的方法：用和华盛顿纪念碑一样高的铁丝网包围这座城市，防止蚊子进入城内。许多人都把他的这个建议当作笑话来看，原因是当时只有少数医师假设疟疾和蚊子有关，多数都还停留在传统的"瘴气理论"上。

19 世纪末，世界各国之间的信息传递还是很缓慢的。实际上，在阿尔伯特·金提出这猜测前两年，1880 年，法国在殖民地阿尔及利亚的医生拉韦朗就曾亲眼见到疟疾的寄生虫。

夏尔·路易·阿方斯·拉韦朗（Charles Louis Alphonse Laveran，1845—1922)生于巴黎。1850 年，做军医的父亲带他一家去阿尔及利亚任职，六年后回到法国。拉韦朗决定追随父亲的足迹。1867 年他从斯特拉斯堡大学医学专业毕业后，先是作为预备役军人加入法国军队，但于 1870 年梅斯沦陷时被捕。被释放后，他重回原来的团队，1878 年，被派往阿尔及利亚博尼（Bone，今叫安纳巴）的军医院工作。

北非海岸完全是蚊子的世界，这些蚊子适应在绿洲的封闭水域和沿海农场的水域中繁殖。1830年法国人殖民阿尔及利亚时，曾引进水稻种植，无意中促使按蚊的繁殖。拉韦朗当时每天面对的全是疟疾病人。

1880年11月6日晨，有一名病人——第八炮兵中队24岁的士兵走进拉韦朗少校的办公室，诉说自己因患发

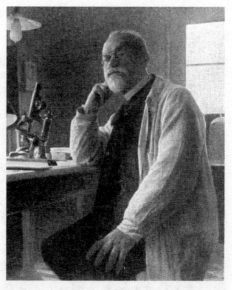

拉韦朗在实验室中

热病，三周前曾服过奎宁，可能是用量不足，现在又再次发作了。拉韦朗愿意再给他一剂奎宁，但是在处方前检查病人的血液时，在显微镜的玻片上看到了别的研究人员所没有看到的东西——一些奇怪的新月形物体，更让他惊讶的是，一些圆形物体的表面，边缘长有鞭毛和蜿蜒舞动的细丝。今天知道，这些新月形物体即是恶性疟原虫的配子细胞，而舞动的细丝表明雄配子细胞鞭毛形成。拉韦朗后来在1893年提交给伦敦"新西德纳姆协会"的论文《瘴疠》（*Paludism*）中，这样回忆他的这一发现：

……当我试图对病人血液中色素形成的状况做出解释时，我被领去看在黑色素过多的白血球的外沿，见有无核的球形透明细胞和非常有特征的新月形物体。至今我一直在进行研究，仍然捉摸不定这些元素是不是寄生虫。1880年11月6日，在检验上面提到的这些有色球体时，我观察到，在几个这些元素的边缘，有会动的丝状体和鞭毛，极

其迅速和多变的运动无疑是它们的特性。

他特别说到，当时，"我惊讶地发现，在这个球体的周围是一系列精细、透明的细丝，移动活跃，无疑都还活着"。

拉韦朗此前在疟疾病人的血液中看到过这种生物，现在再次发现，而在他们服用奎宁之后又看着它从血液中消失。他知道这不是芽孢杆菌，而完全是别的细菌。于是，他将自己所看到的都一一记录在笔记本上，希望马上向全世界宣布他发现了疟疾的病原体——他认为这是疟疾杆菌。

在见到这名患病士兵之后，拉韦朗就在 1881 年 11 月 12 日向巴黎的医学科学院提交了他的这一观察报告，但是遭到怀疑和蔑视。透明的环状物，月牙形，舞动的细丝，一切都太怪异、太杂乱了。这些怎么都跟病原微生物的形态有如此多的不同呢？当时公认的科学家此前从未见到过，也从未描述过这种东西。意大利人也反驳他的看法，在他们看来，疟疾——所谓的"罗马热病"是意大利的病，是

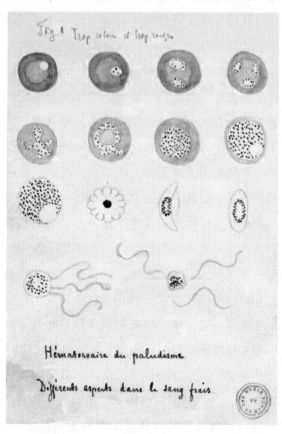

拉韦朗画的恶性疟原虫在血液中的不同阶段

"克莱布斯–托马西–克鲁德利芽孢杆菌"，这个自以为是的法国人所描述的不过是红细胞和白细胞退化的形态。更糟的是，科学院看他没有任何资历，是一个来自博尼的小人物，而且他笔记本上的画也非常粗略，简陋得无法令人信服。

但是拉韦朗坚信自己看到真正的疟疾病原体，他继续坚持他的研究工作。随后在博尼和阿尔及利亚的另一个城市康斯坦丁工作的一年里，他收集了 192 例疟疾病人的资料，并在其中 148 例的血液中发现有多种微生物。这次，他向医学科学院写的报告长达 140 页。但是他的论文仍然被拒绝。1882 年，拉韦朗进了罗马的"圣灵医院"（San Spirito Hospital）。这里的病床上全是疟疾病人，使他能够对环状物、月牙形和舞动的细丝再一次进行验证。可是意大利人仍旧拒绝他的看法，在他们看来，疟疾是一种"意大利杆菌"。

"杆菌?"在细菌学时代，可是一个时髦的说法，"疟疾杆菌"这个概念非常吻合当时流行的理论，也深受渴望排干湿地和沼泽的开发商的青睐，有这一发现作为科学依据，他们现在可以宣称：排干湿地和沼泽可以"净化地球……制止热病菌生长"。有什么不好?

谁知仍旧遭到业界人士的严厉反对。在巴黎，法国医治疟疾的权威莱昂·科林（Leon Colin）嘲笑说，这位军外科医生是将白细胞错看成什么疟疾杆菌了吧。在罗马，著名病理学家托马西·克鲁德利认为，拉韦朗所谓的生物，实际上只是一些死去的细菌。

挨过令人沮丧的四年，1884 年，德国的精密光学仪器制造商卡尔·蔡司（Carl Zeiss，1816—1888）的工厂发明了油浸式透镜，借助于这种透镜，使显微镜的放大倍数增加了三倍，所有观察者都能够看到拉韦朗所说的疟疾微生物。但是在随后的 10 年里，仍然有人拒绝接受，甚至连全世界最前沿的微生物学家罗伯特·科赫也一样。1887 年末，当俄国的动物学家伊利亚·梅奇尼科夫将涂有疟疾病人血液的显微镜载玻片从俄国带给德国的微生物学家罗伯特·科赫，请科赫确认其可信性时，傲慢的科赫让焦急不已的梅奇尼科夫在大厅里等了一个多小时，然后粗略地看了一下，便宣布说：任何认为这就是疟疾寄生虫的人都是 dumkopf（傻瓜）。

此外，像乔万尼·巴蒂斯塔·格拉西（Giovanni Battista Grassi，1854—1925）、昂热罗·塞利（Angelo Celli，1857—1914）等最杰出的意大利疟疾专家，也都对他持怀疑态度。格拉西认为，如果是寄生虫，一定会有一个核，可是找不到这个核；寄生虫还需要进食，也没有确有进食的证据。其他的人就是拒绝相信。加拿大的威廉·奥斯勒医生（Dr William Osler）可能是当时的首席血液病专家，他在巴尔的摩任教后成为牛津大学医学院的钦定讲座教授（Regius Professor），后来还被封为爵士。他声言："没有什么比拉韦朗描述有纤毛（有鞭毛）的个体更使我不能相信的了。这似乎太不可能了，鞭毛生物会出现在血液中，与一切以往的经验都是那么的相悖。"

只有意大利的艾特尔·马奇雅法瓦（Ettore Marchiafava，1847—1935）接受拉韦朗的看法。他是第一个认为拉韦朗是正确的意大利人。马奇雅法瓦用显微镜给一位英国人展示拉韦朗的发现，这个英国人又展示给帕特里克·曼森医生看，曼森则展示给罗纳德·罗斯看，终于使这项发现出现一个新的境地。

蚊子（二）

帕特里克·曼森（Patrick Manson，1844—1922）出生在苏格兰阿伯丁附近的一个大家庭，父亲拥有一些土地，又是英国亚麻银行一家分公司的经理，有能力为孩子提供当时最良好的教育。曼森喜欢木工、狩猎和技工，15 岁时便终止了他的早期教育，去他母亲亲戚的炼铁厂做学徒。这繁重的活儿使他得了脊柱弯曲和右臂弛缓性麻痹的病，每天都需要休息好几个小时，最后使他不得不放弃机械和工程的工作。在这种强制性的休闲期间，他阅读了自然史，并对医学产生了兴趣。他在 1860 年入阿伯丁大学，并在这年的夏季进爱丁堡大学实习。第二年，在获得阿伯丁大学医学学士和通讯会员的资格后，他被任命为达勒姆精神病院的助理医务官。在根据检查病人时收集的资料写成一篇博士论文之后，他对在这里工作的兴趣就已满足，决心追随自己内心的召唤去东方。于 1866 年获得任命，去中国的福尔

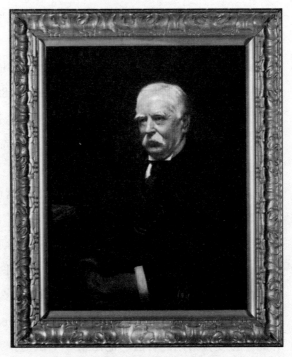

英国疟疾学家帕特里克·曼森

摩沙（台湾）做一名海关医官。他一直留在东方，先是福尔摩沙，随后是厦门，后来是香港，直到 1889 年他 45 岁。

打自从医的那天起，曼森开始注意人类发病的原因，他研究的兴趣集中在他周围普遍存在的象皮病和丝虫病。早在 1877—1879 年间，曼森就第一个认为，蚊子可能是人类丝虫病的中间宿主。对于拉韦朗等人所关注的疟疾，他同样推测，认为其病因也是蚊子。他在 1891 年曾这样写道："疟区总是有很多的蚊子，有人记载说，排除了污水，也就扑灭了蚊子，扑灭了疟疾……说不定就是这种昆虫在传播疟疾上起着在丝虫病上所起的同样作用。"

曼森的推测并非毫无根据，也不是凭空的胡思乱想。

曼森曾在一册自然史中读到，说蚊子一生只吸一次血，吸血后便立即产卵，并死于水中。因为蚊子只吸一次血，无法通过它的代理来替它传播疾病，曼森便想象出一种可能的"作案手段"：蚊子在

水中产过卵后便被淹死了，但它体内的微生物仍然活着。根据自然史的"权威"看法，曼森认为，随着蚊子的尸体在水中漂浮和渐渐腐烂，它体内的微生物渗入到水中。在某个时候，一个毫无戒心的人饮下这被污染的水，水中的微生物便会传染人，这人后来被另一只蚊子叮咬，于是会通过这只蚊子传染其他人，于是就完成了整个传染周期。

曼森的这个理论，只有少数几个科学家表示接受，多数都认为他的这种想法极其荒诞可笑。英属西印度巴巴多斯岛的立法会议甚至通过决议，声称"蚊子传播疟疾的想法是亵渎神明，违反上帝的意志，因为《圣经》上没有这样写到过"。有些批评家，包括一些在科学界有着重要地位的人，常在背后嘲笑他。一次，在曼森走过伦敦圣詹姆斯街的夜总会门前时，他们在背后指着他敲自己的脑袋，认为他精神不正常。他们甚至给他取了"病理学上的凡尔纳"和"蚊子曼森"的绰号。但是曼森对疟疾病人具有热烈的人道的爱，他呼吁说："先生们，当你们中的每一个想到自己本来可以拯救人的生命，仅是因为缺乏基本的热带医学知识，却救不了他们，这时，就应该感到无地自容。"

曼森正是怀着这样的思想，不顾别人的嘲讽和讥笑，一心继续自己的研究。

1889年回到英国、定居伦敦后，曼森在伦敦的海军医院任职，接触到不少来自远方患有疟疾的海员，他设法说服他们，让他通过显微镜观察他们血液里传播疟疾的寄生虫。到了1894年，曼森更加坚信自己的理论正确。只是他不明白这寄生虫是怎样进入人的体内的，虽然他有信心搞清这个问题，如他说的："如果条件许可，我无疑能够达到令人信服的实验证明。"可惜的是，伦敦恰恰没有研究蚊子的客观条件，因为在英国，19世纪中期就已经基本上扑灭了疟疾，不能获得很多实验证据来支持他的理论。他甚至无法在那个酷热的、没有窗子的房间里对死于丝虫病的病人进行非法解剖。他后来承认：

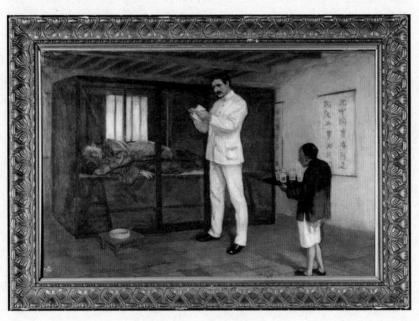

帕特里克·曼森做实验

"光线很差，而且太热。"何况光是尸体解剖也不能作为定论。

曼森也想到，若能与有更好的实验技巧和熟悉蚊子生活习性的科学家合作，定会改善他这开创性的理论。他需要一位强有力的顾问，一位在英国有话语权的科学精英。

当时，大英帝国有两位顶尖的丝虫病专家：伦敦的皇家学会会员托马斯·科博德（Thomas Spencer Cobbold）和派驻殖民地印度的蒂莫西·刘易斯（Timothy Lewis）。曼森深怀尊重，给科博德写去一封信，说："我生活在一个世界之外的地方，远离图书馆，不了解什么事正在发生。我不知道我的工作的价值，或者以前已经有人做过，或者比我做得好。"

科博德正在为他自己的发现与刘易斯争夺优先权时，便匆匆将曼森的这个荒诞的故事转给《柳叶刀》杂志，为他和曼森最先发现蚊子有携病能力打下基础。科博德和刘易斯两人争论不清谁是谁非。有人说，生于 1828 年的科博德在 1886 年就已去世，这段故事值得存疑。反正曼森和科博德没有再去重新审视他们的理论却是事实，曼森只好等待机会，继续干自己的事。当曼森在 1894 年见到从印度回来休假的罗纳德·罗斯时，他觉得这即是一个好机会，于是便将自己所知道的有关疟疾的一切都告诉这个比他年轻 13 岁的

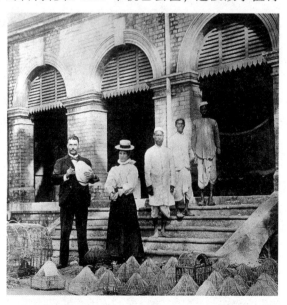

罗斯和他夫人及几名助手在印度总统府医院坎宁安实验室门口

英国人，鼓励他在印度这个条件较好的地方去查明蚊子传播疟疾的途径。

罗纳德·罗斯（Ronald Ross，1857—1932）生于印度北部喜马拉雅山麓的阿尔莫拉，父亲是大英帝国驻印度部队的指挥官、陆军上将坎贝尔·罗斯爵士。罗斯是他父亲 10 个孩子中最大的一个。在英国受过教育后，罗斯遵照父亲的愿望进入伦敦的巴托罗缪医院，五年后到印度医疗服务中心任职。在几年例行工作的空闲中，他磨炼出文学的才能，发表了两部诗剧和一部小说。几年后，他甚至决心放弃医学，献身于文学。他后来曾这样回忆："我希望成为一位艺术家，但我的父亲反对。我还希望进陆军或海军，但我父亲一心要我加入医界，最后进了当时薪金优厚并有很多肥缺的印度医务署……但我对医学一点儿也不喜欢，而且像多数年轻人一样，感到有理由瞧不起它。"但是 1894 年回伦敦期间与曼森的一次会面，彻底改变了他的生活道路。

罗斯在印度工作期间，每年都有 100 多万印度人死于疟疾，甚至能看到成千上万的印度人在街头发病，这些人发寒战、牙齿打战和恶心、呕吐等症状，在罗斯的脑际留下深刻的印象。罗斯曾经写过一首诗，表达他的感受："一张张痛苦的脸在哀求／我们就无可疗救？／我们答道，是的，现在还不能够／我们正在探究……"

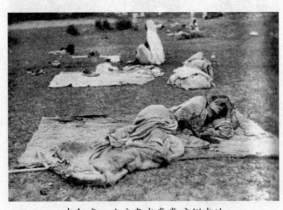

在印度，疟疾患者常常病倒在地

诗人罗斯只能写写诗，医生罗斯则确实有心想去探究疟疾的病因。他期望并向往，如他在另一首诗中说的：有"这样的一天"，"我查明了那千百万杀人凶手隐秘的罪

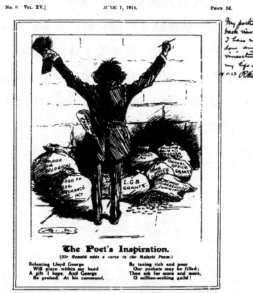

罗纳德·罗斯发表的诗

证 / ……来拯救亿万人的生命"。

曼森和罗斯，两个怀着同样一颗拯救疟疾病人的仁慈之心的医学家，在 1894 年 4 月第一次见过面之后，后来又见过几次。年长的医学家曼森提醒这个年轻人："你去印度之前，先应该对蚊子有所了解"，因为他自己也不知道蚊子到底有多少种。于是罗斯在全伦敦寻找有关蚊子的著作，可惜一本也找不到。但是曼森对事物的深刻认识和他那苏格兰式的幽默，还有这位老人慈父般的亲切温柔，深深地吸引着罗斯，使他们两人成为一对理想的朋友。罗斯很乐意从这位长者那里得到劝导和帮助，而曼森，也觉得自己越来越喜欢这个年轻助手了。罗斯的确——至少在当时，也乐于扮演一个从属的角色。

受曼森的鼓励，罗斯于 1895 年 3 月 28 日告别妻子，搭上"巴拉腊特号"邮轮（SS Ballarat）离开伦敦去往印度。怀着曼森交给他的使命，这个具有艺术型个性的人，在船上便急不可耐地干起来了。他求船上的乘客让他在他们的手指上刺一针，抽一点血供他分析，来磨炼他从曼森那里学到的技能，找他的病菌。

到达印度之后，罗斯先是在孟买待了两天，随后就直奔市医院，看能否找到发热病的病例。在笔记本中，他描述了艾哈迈达巴德邦的一名妇女，她的脾脏显示有疟疾病人典型的肿大症状。他写道，现在，摆在他面前的事，就是他和曼森原来所构想的，要对疟疾病菌进行研究，不是研究人体内的疟疾病菌，而是蚊子体内的疟疾病菌。"这可是一件从未被人尝试过的工作。"他说。为此，他需要证明，这种疟疾病菌能够生活在蚊子的体内，然后还要弄清它们如何在这些病菌的宿主的体内生活和发育。他知道，这可不是一件简单易行的事，但是他渴望去做。

随后，罗斯来到塞康德拉巴德邦。这是一个荒凉的兵站，位于一片广阔的平原上，四周是一堆堆狰狞可怕的岩石和一潭小湖。罗斯就在这里开始他的研究蚊子的工作，同时还要照料病人。但是政府却不愿意承认他是一位正规的微生物学家或者蚊子专家。当地的印度人也不信任他，因为他要打扰他们、抽他们的血，他们便把他

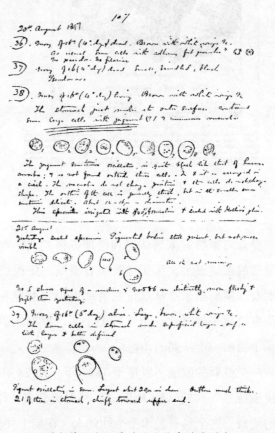

罗斯笔记上记录的蚊子体内的疟原虫

看成一个精神失常的人和自命不凡的上校。当地的医生甚至不相信疟疾会有什么寄生物。罗斯多次向曼森抱怨。他在一封信中告诉曼森说："我的两个病人都逃走了，尽管我刺一针给他一个卢比。""即使我大额付费，刺一只手指二到三个卢比，集市上的人也不来……连我自己的花匠也拒绝让我一次多刺她一只手指。"

不过，5 月 1 日在塞康德拉巴德邦给曼森写信报告他工作的进展情况后，从 5 月 13 日他生日这天开始的四个月里，罗斯一直专心致志地进行他的研究。他捉来蚊子，放进蚊帐里，希望它们能去叮咬他雇用来赤膊躺在帐子里的印度疟疾病人；他又让这些志愿者去火热的阳光下暴晒，相信这样可以晒出某种气味，来诱惑蚊子去叮咬；他又往这些实验者身上浇水，以为这样可以吸引蚊子，希望蚊子吸这些疟疾病人的血液，之后他再将这些该死的昆虫抓住，剖开来放到显微镜下查看。

在蚊子方面，罗斯也同样陷入困境。他捉来的蚊子往往不是死了，便是不肯叮人。于是，罗斯又设法将蚊子的幼虫——孑孓培育成为蚊子，再让这些蚊子在不同的室温和不同的时间里，吸疟疾病人的血液，然后进行解剖，在显微镜下看它们的胃中有没有寄生虫。

慢慢地，他开始收集到证据，表明拉韦朗在人体血液中看到的新月形寄生虫怎样变成蚊子胃内的球状体，了解到它们怎样在喝过人的血液之后开始成长起来。他经常和伦敦的曼森通信，告诉他自己研究的进展，并向他请教一些自己所不明了的问题。随之，他对寻求疟疾病原的兴趣也更浓了，不时会如他给曼森的信中说的，心中出现"一种获得成功的预感"和"一种宗教式的狂喜"。

曼森担心罗斯的工作会被他人知晓，建议他将自己的发现写出来发表；又担心随着夏季的到来，印度中部地区的气候越来越炎热，罗斯却不能在他的小实验室里使用风扇将死蚊子吹走，会使罗斯气馁。他告诉罗斯说："疟疾病菌是不会因为病理学家的好恶而无缘无故进入蚊子体内的。它没有开玩笑的观念。它是出于一种目的，一种基于它自己利益的目的——病菌是自私的牲畜。"他恳求罗斯不管遇到什么，都要坚持下去，不能放弃。

1895年9月，罗斯离开塞康德拉巴德，奉命调往班加罗尔。当时，流行性霍乱席卷印度南部的这个城市，要求具有公共卫生学文凭的罗斯去那里处理刚开始流行该病的清洁卫生工作。在这项工作中，罗斯很高兴发现自己竟然还有应付危机的天赋。后来，流行病在冬天就平息下来了，但第二年夏天又再次爆发。于是，罗斯又一次开始行动起来。"我们分批封闭水井，一次又一次进行消毒。"他在26年后的回忆录中说，"我们告诉众人，饮用的水要煮沸来喝，我们一早就给他们热咖啡和药物；我们消毒后院、排水沟和死过人的房间。但是一切都是徒劳，死亡天使降临在他们中间，就在这些可怜的不幸之人身边。"

罗斯每天从清晨工作到午夜，不可避免地使研究蚊子和疟疾寄生虫的工作拖延下来了。不过，事实是，罗斯的研究即将取得突破。他早期所有的实验都是针对伊蚊和库蚊而进行的。这两种蚊子对人类都有威胁：埃及伊蚊传播黄热病，致乏库蚊传播丝虫引发脑炎。这两种蚊子都不传播人类的疟疾。罗斯急切想看看另一种蚊子是否可能回答他的许多疑问，便要求给他两个月假期，让他去往印度西南部离尼尔吉里山（Nilgiri Hills）不远的西格尔加特（Sigur Ghat）山谷。

谁知到达目的地两天后，罗斯便因肝脏疼痛而病了。半小时内，他发寒战；到了午夜时分，因为发烧，他觉得精神恍惚，骨骼疼痛。发烧持续了两个小时后，他睡着了。第二天早上，他感觉好了一些，便立即去检查自己的血液。"我在两个极好的标本中只找到一只小小的变形虫体：十分典型，且还会动。"两天后，他写信告诉曼森说，"我看不出它属哪个种。"接着，他写到自己的病情："上午9时，又开始发烧，不太严重。睡到下午3时，醒来时，我大量出汗，后来就不发烧了。"

怎么会生这病呢？罗斯竭力回忆前几天生活中的每一个细节，希望找出自己得病的原因。他想到，每天夜里，他都是睡在蚊帐里，"而且都关上了门窗"，喝的水和牛奶也都是小心谨慎地煮沸了的；他还试图计算自己来疟区以来呼吸空气的量，以及喝了凉茶可能摄取进入体内的寄生虫的数量。他相信，所有这些都不能提示他得病的合理原因：因为煮沸的水和牛奶几乎没有可能被传染过，他呼吸中的空气不可能充满寄生虫，还有西格尔加特不是疟区，更不可能有大量的寄生虫存在。后来，罗斯才猛然想起，在离开班加罗尔到达西格尔加特的途中，他曾去过一处潮湿地，"而且整整一天都在那边的水坑里找蚊子"。啊，水坑可是蚊子最适宜的滋生地呀。如果有什么使罗斯放弃曼森的理论，认为发生疟疾是因为喝了蚊子死在其中的水，那就是因为罗斯自己有这么一段经历和感受。如果说罗斯在一个蚊子密集、大部分居民的血液里都携带有疟疾病菌的地区染上了疟疾，那么，这肯定表明蚊子不仅吸了被感染的血液，而且肯定也传染过他人。

　　最后，经过两年多的辛勤工作，特别是解剖了大量不同种类的蚊子之后，罗斯在 1897 年 8 月 20 日，在剩下的两只蚊子中，剖开其中一只按蚊的胃，观察它的胃壁时，突然，有一种古怪的东西呈现在他的眼前，引起他的注意：在平铺胃壁之上的细胞中，有一种奇妙的环状体，直径大约二千五百分之一英寸，而且不止一个。第二天，他又解剖了最后一只按蚊，也获得了同样的发现。罗斯在给曼森的信中，这样叙述这项发现的过程：

　　　　20 日星期五，我只剩两只（蚊子）了。非常细心地解剖了一只。我立刻注意到它胃中的细胞，与通常都非常脆弱的胃细胞截然不同。轮廓清晰纤细，根本不是变形虫，形状为球形或卵形，比邻近的细胞更坚固。现在我对蚊子的胃是如此的熟悉，以致这些细胞对我造成的撞击，你可以想象，当我仔细看清，发现这些细胞中的色素时，我是多么的震撼啊……

它是黑色或者深棕色的（不是蓝色或黄色或绿色的……）现在你怎么看？第二天检测时，这些细胞，正如我所预料的……色素已经聚集成堆。事实是，除了色素，形体看起来也是寄生虫……

21 日，我杀了我最后的一只棕色蚊子，剖开它的胃。完全一样……

后来在回忆录中，罗斯补充说，当时见到这些之后，他就忽有所悟，觉得——

蚊子胃壁里的环状体——这些有点点黑色素的环状体，一定就是在生长中的疟疾寄生物……那黑色素正像（此前的一位病人）侯赛因·汗血液里的微生物的黑色素斑点……蚊子吸过他的血液之后，我如果多等一些时候再杀死它们，那么时间越久，这些圆形物应该长得越大……如果它们是活的，它们一定会长大！

罗斯终于找到了他所寻求的目的物——传播疟疾的寄生虫雌性疟原虫，科学地证实了数百年来蚊子传播疟疾的猜测。他的兴奋之情难以言表。为了纪念这个日子，他将 8 月 20 日这天定为"蚊子日"。当天夜里，罗斯又以诗人的激情写道："我已经探明你的秘密行径／你这杀人千万的死神"；"我知道我这么的小事／便会挽救无数人的生命／看你还往哪儿逞能！"

罗斯确实认为自己已经获得了完全的成功。但是曼森则是更为谨慎，他在谈及此事时说："它也许是假象的芬芳，只是散发着成功的希望。"他知道这是成功的前兆，但还需进一步验证。

蚊子（三）

　　因为曼森曾经提醒过罗斯，说可能会有外国的竞争者。于是，几天后，罗纳德·罗斯便急急给当时最权威的科学刊物之一《英国医学杂志》写了一篇论文，公布他的发现。文章刊登在1897年最后一期的《英国医学杂志》上，论文写得严肃认真，罗斯承认，他不曾尽心竭力研究过蚊子，他所说的蚊子体内的那些黑色素，可能根本不是什么疟疾寄生物，而只是蚊子食道的色素；他也不能确定这些蚊子来自何处，有些可能是从外边经由蚊帐的孔眼钻进去叮实验者的，而且这些蚊子在叮了实验者之前，可能还曾叮过一只鸟或一头兽。罗斯更没有在文中提他这一发现的重要性。但是曼森提前给该刊写过一段热情的说明，声称"我倾向于认为，罗斯或许已经发现了疟疾在人体以外的状态"。但是在私底下，尤其在曼森面前，罗斯仍然显得格外的激动："我真的相信问题已经解决，虽然我不愿这样说。……此刻我对色素已经很了解了。我要抓住它。"

　　确实，甚至在给曼森写信之前，罗斯就觉得自己已经"抓住"这个历史性的时刻了。他相信，传播疟疾的最后秘密很快就会属于他了。也许，就是因为怀着这一信念，使他忽略了

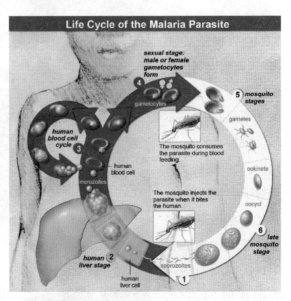

疟原虫在蚊子和人类中间的传播图

一个事实：虽然他已经在人类血液中发现具有寄生虫特征的蛇形鞭毛，并且还观察到这种寄生虫是在进入人的胃里三天之后才开始发育的，却未能比较明确地意识到，他实际上还根本不知道这种寄生虫在此期间的发育情况。

只因为没有认识到自己理论中的不足，使罗斯不愿去注意其他国家的疟疾学家正在做的工作。

那段时间，意大利的疟疾学家正在国家和工业界的支持下，热烈地投入对疟疾的研究。他们资金充足，又在备受尊重的医疗机构里，条件优越。意大利虽然很少像以前那样有突破性的发现，但在许多人看来，仍然是世界疟疾研究的中心。

意大利疟疾学家研究疟疾的方法与罗斯和曼森根本不同，他们进行了跨学科的研究，并认真倾听博物学家和疟疾病人的看法。罗斯不重视他找来做实验的印度疟疾病人，把他们看成"喜欢脏物的人"，"真的与猴子差不多"。而意大利病理学家阿米科·比格纳米（Amico Bigna-mi, 1862—1929）则认为，"疟疾的受害者对于疟疾的了解，要比某些医务人员清楚得多"。他去往疟区，询问当地人患疟疾时的感受，搜集疟疾寄生虫的

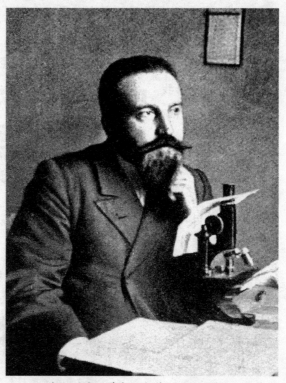

意大利病理学家阿米科·比格纳米

活动线索。比格纳米曾说到他了解到的情况：“当地人采取了许多针对发热病的预防措施，来保护他们免受昆虫的叮咬。”他们夜里不外出，也不睡在室外；不管天气如何，他们夜里都关好窗子，并“十分在意要有蚊帐”。所有这一切，都让比格纳米产生一种猜想：是蚊子的叮咬，而不是水或者尘土或者空气将传播疟疾的病菌带至它最终的目的地——人类。比格纳米和他的同事们还通过实验证实了他们的猜测：他们让志愿者喝沼泽里的水，吸入疟区的灰尘，并给他们接种疟疾病人的血液。结果，喝沼泽水和吸灰尘的，什么事也没有发生，而接受接种的志愿者都病了。

比格纳米的团队在蚊子种类方面的研究也取得了进展。1895 年，乔万尼·巴蒂斯塔·格拉西加入他的团队里来，一起从事研究。格拉西是一位备受推崇的进化生物学家，曾描绘过猫头鹰、鸽子和麻雀患的疟疾，发现每一种患疟疾的鸟类，体内都有其独特的寄生虫。格拉西已经详尽地描述出在意大利的 50 种蚊子的分布情况。他甚至考察出，在经常发生疟疾的地区，主要有六种蚊子，后来又进一步将传播疟疾的蚊子范围缩小到三种：两种库蚊和真正传播此病的按蚊。

还有另一些热情充沛的疟疾学家，如居住在多伦多郊外的医科大学生麦卡伦（W. G. McCullum），虽然资源贫乏，仍像罗斯那样，独自在努力工作。

1896 年的整个夏天，麦卡伦都在研究沼泽地上的麻雀、画眉和乌鸦体内的寄生虫。1897 年春末，他见有报道，说安大略省邓斯维尔的乌鸦都患了病，待在这同一地区的麦卡伦也亲眼看到那些患病的鸟儿毛羽散乱，发出的叫声古里古怪，不同于乌鸦正常的鸣叫，而且它们就是处在安静状态下，看起来也仍然跟健康的鸟儿不一样，显得很不自然。麦卡伦试图不杀死它，射下一只来，趁它还活着的时候抽出它的血来研究，但是未能做到。后来他听说有个小男孩正在照看他的两只患病的宠物乌鸦，便马上骑上自行车，去找这个孩子。

　　麦卡伦从这男孩的每只乌鸦中都抽出一两滴血返回家后，将标本放在显微镜玻片下观察，在乌鸦的血液中，麦卡伦看到他以前从未见到过的两种寄生虫：一种他称之为粒状原生质（granular proto-plasm）；另一种他见它形态清晰，鞭毛飘动，一会儿后，又看到那鞭毛一点点脱离主体，开始游动，整个过程与拉韦朗在阿尔及利亚从患有疟疾的士兵身上抽出的血液中看到的一个样。那时，拉韦朗却被格拉西、威廉·奥斯勒爵士及其同事们所嘲笑……麦卡伦后来还注意到，许多鞭毛都迅速附着到粒状原生质上，其中最强壮的鞭毛，还像精子那样，先是将"头"伸到球体里，最后就将整个身子都蠕动着进去了。

　　麦卡伦观察到的可能是这种寄生虫的受精过程。受精后，这寄生虫会繁殖，产生新的后代。麦卡伦想，如果说这是寄生虫在鸟类血液中的生活过程，那么寄生虫在人类的血液中是否也会是同样的过程呢？若是真的这样，那就表明蚊子不仅对疟疾的传播至关重要，而且对寄生虫的繁殖也至关重要。

　　正好，那年，"英国科学促进会"的动物学分会在多伦多召开年会。麦卡伦得以在会上宣读他有关这项研究的论文。罗斯当时未能与会，感谢曼森夫人为他打字，使他在印度也很快就读到麦卡伦的论文，并从麦卡伦的工作中获得了启示。

　　1897 年，班加罗尔卫生局长给罗斯发来电报，给予他一项特别任务：研究疟疾。于是，罗斯就能坐进加尔各答的一间他以前从未享受过的奢侈的实验室。这里一切条件具备，有实验室，有助手，也有经由孑孓孵出来的未被疟疾病菌感染的蚊子。

　　虽然几个月里天气酷热，罗斯的研究工作还是很快就取得了进展。他让印度人助手捉来麻雀和蚊子，一起关进笼子里。几天后解剖麻雀进行检查，发现鸟的疟疾微生物在蚊子的胃壁里生长。于是，他让助手特地抓来三只麻雀进行实验：一只是完全健康的，血液里没有疟疾微生物；另一只也只有很少的微生物；第三只血液里挤满了病菌，表明它病得很重。罗斯将这三只鸟儿放进三只防蚊的笼子里，然后将一窝刚由孑孓孵出来的蚊子分别放进笼子。结果查明，叮过无病麻雀血液的蚊子，胃里没有那些有点子的环状体；叮过有病麻雀的蚊子，有少量的这种环状体；而叮过重病麻雀的蚊子，罗斯从显微镜中看到，它的胃里布满了有黑色素的环状体。

罗斯希望能在7月英国医学协会在爱丁堡召开的大会上宣布他最终的实验成果。他给曼森写信称："我想，我即将有另一个重大的进展。"在6月6日的信中，罗斯向曼森一一详细地描述了他解剖蚊子时所看到的情形。

曼森是第一个认识到罗斯研究的意义的人。虽然痛风的发作使他感到身体十分虚弱而且备受痛苦，他还是准备在爱丁堡举行的英国医学大会上发言。他永远没有私心，只希望把罗斯的工作以及这项工作的重要性告诉全世界。他要说，这种疟原虫，进入蚊子的胃壁之后，会成长为成熟的个体，然后从蚊子的内脏正确无误地到达蚊子的头部并进入它的唾液腺里，准备传递到下一个动物宿主的体内。他特别要强调指出，所有这一切都是罗斯一个人观察到的。

五个月后，一直在意大利中部和南部多个地区捕捉和识别蚊子的格拉西不仅发现传播疟疾的是按蚊，还证明传播人类疟疾的疟原虫即是罗斯所发现的传播鸟类疟疾的疟原虫。有的医学史家相信，格拉西是直接受到罗斯的研究成果的启发，他的实验就是一步步遵循罗斯的实验程序进行的。但是后来格拉西在他的论文中只是简单而含混地提了一下罗斯的工作，没有说到罗斯对他的影响，更不要说对罗斯表示感谢了。医学史家认为，或许，格拉西作为一家颇有威望的大学的系主任，又是意大利首屈一指的动物学家，他认为他完全可以不去理会这个在印度既没有实验室又没有助手的默默无闻的罗斯少校。但是，不管是什么原因，格拉西的这一行为，破坏了良好的科学规矩，使他在学术界的声誉受到很大的损害。

经过四年的研究，罗斯终于在一种蚊子——按蚊中发现了疟原虫及其发育情况。他所研究的寄生虫——疟原虫是 25 种疟原虫中唯一会感染鸟类的。其他的，都感染小鼠、大鼠、狐猴、猴子、豪猪、松鼠、蝙蝠、蜥蜴和蛇。只有四种疟疾的寄生虫感染人类：其中间日疟原虫是最常见、最温和的，卵形疟原虫是一种原产于非洲西海岸的稀有物种，还有致命的恶性疟原虫，每年仍造成近 300 万人死亡，其中多数是儿童。

罗斯的工作终于得到了世界的承认，他因发现疟疾是以疟蚊为媒介进入有机体，而获 1902 年诺贝尔生理学或医学奖。九年后，他还被女王封为爵士。

罗纳德·罗斯弄清疟原虫的生活史，证明疟疾是通过蚊子的叮咬，由患病的鸟儿传给健康的鸟儿。那么人与人之间的疟疾传染，是不是也同样如此呢？这也是格拉西所关注的。

乔万尼·巴蒂斯塔·格拉西（Giovanni Battista Grassi, 1854—1925）生于伦巴第科莫的一个叫罗维拉斯卡的小村子。他在帕维亚医学院接受教育，是 1906 年诺贝尔生理学或医学奖获得者卡米罗·戈尔吉（Camillo Golgi, 1843—1926）的学生。1878 年获医学博士学位之后，格拉西在德国海德尔堡和维尔茨堡从事研究工作。1883 年，他受任意大利卡塔尼亚大学的动物学、解剖学和比较生理学教授，1895 年被罗马大学任命为解剖学和比较生理学系主任。

早在 1890 年到 1892 年间，格拉西就曾与一位朋友一起研究了鸟类身上的疟疾寄生虫，并描述了其中的两种：拉符虫（Laverania danilevsky）和血阿米巴亚（Haemamoeba praecox）。随后的五年里，格拉西转而从事其他方面的研究，直到 1898 年，才重新恢复了对疟疾的研究。另有医学史家认为，格拉西当时根本不了解罗斯的工作，甚至连罗斯的名字都没有听说过。他想的只是："疟疾是意大利必须面对的最严重的问题！它使我们最富饶的土地，我们草木繁荣的低地荒芜，它伤害数以百万计的人！你为什么不去解决这个问题呢？"

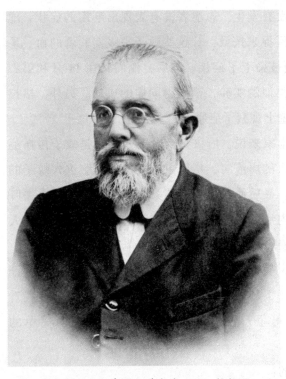

意大利医生和寄生虫学家乔万尼·格拉西

于是，整整一个夏季，格拉西便都在意大利的多处地段跋涉，挨家了解疟疾发生的情形。他发现，有疟疾的地方都有蚊子，但也有一些地方，虽然有蚊子，却没有疟疾。这不由让他感到：意大利共有几十种蚊子，那就表明，要么，疟疾是由一种特别的蚊子传播，要么，疟疾根本就不是蚊子传播的。"有蚊子可以没有疟疾……但是有疟疾绝不会没有蚊子！我就要去查找这个嫌犯……"

最后，格拉西认定，有一种看起来很是优雅的蚊子，它淡褐色的翅膀上有四个色点，停下来的样子很古怪，和平日尾巴下垂的库蚊不同，总是把尾巴翘得高高的。他肯定地说："传播疟疾的就是这种疟蚊。"这是识别它的一种方法。

这是真的吗？接下来的事就是要进行验证。

实验是在圣灵医院进行的。圣灵医院位于罗马的一处高高的山坡上，这里从来没有出现过疟疾，就是在罗马其他地区流行疟疾的夏天，这里也没有疟疾。

1898年9月，格拉西就在这所医院的顶层，由比格纳米主持做他的实验。格拉西先是将很难证明带有病菌的蚊子与实验者关在一起多日，结果什么也没有发生，志愿者没有表现出疟疾的症状。他又从马卡勒斯高疟地区捉来按蚊，让这些蚊子来吸实验者的血。果然，实验者在11月便被染上了疟疾。随后，他们又在11月和第二年的1月进行了三次类似的实验，都获得同样的成功。另外，格拉西还在这种按蚊的肠壁上观察了疟原虫的生活史。

这样一来，对医学家来说，应该是十分清楚了：是蚊子传播疟疾，雌性按蚊吮吸病人的血液时，疟原虫的配子母细胞进入蚊子的胃内，开始有性生殖，最后使按蚊具有传染性。而当这按蚊再去叮咬另一个人时，它体内疟原虫的子配子便会随着按蚊的唾液进入人体，使那人受染患上疟疾。

但是，帕特里克·曼森觉得，尽管"组织学、生物学和实验证据让科学界人士满意了，却未能获得一般公众的支持。因此在我看来，需要进行一些无可争辩同时又能为外行人所理解的简单的示范"。

曼森是这样考虑的：

　　格拉西和比格纳米曾通过蚊虫叮咬成功地传播了疟疾。虽然实验者竭力防止被误解，但实验是在罗马进行的，而罗马是疟疾高发地区的中心，这无疑会影响公众对他们的结论的评价。而且，发生在远处和陌生土地上的事，不像发生在我们中间的事，有那样强烈的感染力。因此，我想，如果我以更具戏剧性和更有决定性的方式重复格拉西和比格纳米的实验，如果我在一个遥远的国家喂养一群实验室培养出来的蚊子，然后将这些蚊子带到伦敦市中心，让它们去叮咬无疑没患疟疾的健康人，如果此人在被叮咬之后短时期内即患上疟疾，而且在他的血液里表明有特征性的寄生虫，那么，很清楚，疟疾是由蚊子传染的结论便会无可回避地被每个人所理解。

我还想到，如果一个从未患过疟疾的欧洲人，在一个全是疟疾的地区，又是疟疾的季节，所有当地的居民和游客都患了疟疾，而他不服用奎宁和其他预防药，仅是因防止被蚊子叮咬，便能保持良好的健康而不患疟疾，那么，上述结论就更有意义。如果这样便能达到保护，那么……蚊子传播疟疾的理论不仅会被证明使公众满意，公众还会愿意接受为这一理论和实验所证明的卫生措施。

　　曼森就怀着这样的动机，希望进行一系列实验。

　　在获得殖民地办公室和伦敦热带医学院承诺支持，并征得志愿者之后，曼森就行动起来了。

　　曼森先是在英国制作了一个简陋的小木棚，然后将它运到意大利，安放在罗马城外的低地平原坎帕尼亚-迪罗马。确定这个地点是经过认真考虑的：经桑本医生（Dr. L. Sambon）仔细调查，这是一个高疟地区。这里的居民全都患有恶性疟疾。从意大利其他健康地区来这里的打工者，只要待一个短时期，也都会被染上疟疾。这个终年疟疾不断的地方，是在台伯河口、意大利古城奥斯蒂亚（Ostia）附近的意大利国王狩猎场，是涝渍、丛林、暴雨和蚊子成群的地区。实验期间，受雇的实验者就要待在这个小木棚里，不给一颗预防和医治疟疾特效药奎宁。他们唯一可以防止蚊虫叮咬和疟疾的是门和窗子上的金属丝网，以及床上的蚊帐。实验者桑本、洛和西格诺·特尔泽三位医生和两位意大利仆

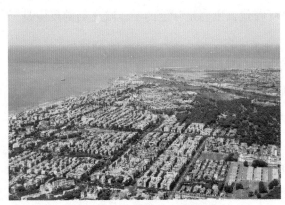
意大利古城奥斯蒂亚

人从 1900 年 7 月初进入这"住所"之后，白天，他们可以在这一地段自由走动，只要注意不能被按蚊叮咬，但是从日落至第二天日出的这段时间里，他们都得寸步不离地待在木棚里。当时虽然是最容易传染疟疾的季节，但由于有蚊帐隔离，这样一直待到 9 月 21 日，三位实验者和他们的仆人不但没有被染上疟疾，而且身体都非常健康，精力也十分充沛。

作为对比，曼森的另一个实验是在伦敦进行的，接受实验的是曼森的 23 岁的儿子帕特里克·瑟伯恩·曼森（Patrick Thurburn Manson）。

瑟伯恩·曼森虽然出生在中国，但三岁时即回伦敦，一生没有再离开过。他从未被传染过疟疾，身体十分健康。

供瑟伯恩·曼森实验的蚊子是特地从多疟的意大利长途跋涉运过来的。第一批寄出的蚊子在 7 月 5 日抵达"伦敦热带医学院"，大多已在途中死亡，大约只有 6 只存活，也都没精打采的，大概是没有吸到人血的关系。只有 1 只可能叮过瑟伯恩，但到了 7 月 7 日，这 6 只蚊子也就全都死了。第二批寄来的蚊子是 8 月 29 日抵达的，它们 8 月 17 日、20 日和 23 日在罗马曾叮过一名疟疾病人。抵达伦敦后，12 只蚊子看起来都健康又活跃。瑟伯恩·曼森连续四次，分别在 8 月 29 日由其中的 5 只，8 月 31 日由其中的 3 只，9 月 2 日和 9 月 4 日由其中 1 只来叮咬他，主要是叮他的手。咬之后的反应是瑟伯恩连续发皮疹。

第三批蚊子在 9 月 10 日抵达伦敦。这批蚊子中，50—60 只的健康状况都比较好。它们 9 月 6 日和 7 日在罗马曾吸过一名疟疾病人的血液，只不过和上次的病人相比，这位病人的血液中寄生虫很少。

实验是在 9 月 10 日至 12 日的几天里进行的，由这些蚊子中的 25 只来叮咬瑟伯恩。在被这些蚊子叮咬过之后，直到 9 月 13 日前，瑟伯恩的身体情况都还正常。但在 13 日早晨，他就感到疲惫倦怠，体温也升高到 99 华氏度（37 摄氏度等同于 98.6 华氏度）。到了中午，瑟伯恩感到冷得难受，还很想打哈欠。到了下午4时30分上床睡觉时，他觉得剧烈头痛，还感觉寒冷，且精神不振，背部和骨骼也疼痛，体温升至101.4华氏度。虽然如此，多次检查都未发现他血液中有疟疾寄生虫。

9月14日，瑟伯恩睡得很好，只是在凌晨3时醒来后，身上微微出汗，体温仍为101华氏度。另外，白天他的体温也都在101华氏度和102华氏度。但几次检查血液，结果都仍是阴性。为缓解头痛，下午6时给他服用解热镇痛药非那西丁。服后他就大汗淋漓，睡得也不是很好。

9月15日，瑟伯恩早晨7时醒来，感觉明显比较好了，体温恢复到100.4华氏度。他的父亲，帕特里克·曼森几次检查他的血液，都没有发现有疟疾寄生虫。到了下午大约2点钟，他开始感到稍稍有点冷，不过很快就好了，反而觉得热，而且表现出不耐烦。到了下午4点半，他体温升到103.6华氏度，直到晚上9点都停留在103华氏度上。这时他大量出汗，并开始说胡话。

9月16日，瑟伯恩早晨8时醒来，又觉得非常好了，体温是98.4华氏度。几次检查血液，才发现有一只可疑的疟疾寄生虫，这是此前未曾有的。下午和晚上，他的热度都到达102.8华氏度，直至出汗，热度才减退下来。

9月17日，瑟伯恩在睡了一夜好觉之后醒来，感觉十分良好，体温也只有99华氏度。上午10点，帕特里克·曼森和其他几位医生一起，第一次检查他血液的时候，找到几只半成长的寄生虫、一只胚子和两只色素白细胞。白天又找到许多疟疾寄生虫。这些都表明，明显是疟疾的症状。

大约下午2时，瑟伯恩又感到冷了，体温101.8华氏度；到5时，升到103华氏度。随后就大量出汗。触诊时，可以感到脾脏的边缘肿大，瑟伯恩也感到轻微的不适。几位医生都证实脾脏肿大。到了9时，体温降至99华氏度，瑟伯恩也感到比较好些了。给他服了 10 格令疟疾特效药奎宁。

9 月 17 日，过了一个舒服的夜晚之后醒来，瑟伯恩觉得很好了，体温降到 97 华氏度。先是让他服用 10 格令的奎宁，随后每 8 小时 5 格令。全天，瑟伯恩一直都感觉良好。午前和午后，帕特里克·曼森和另外几位医生还都找到一些疟疾寄生虫和几颗胚子。到晚上 10 时，寄生虫就消失了。这结果更表明奎宁对疟疾的疗效。

9 月 19 日，没有找到寄生虫，体温正常了，感觉也良好。脾脏也没有肿大，但未能恢复正常食欲。这是病后的自然感觉。

9 月 25 日，瑟伯恩健康良好，不再出现疟疾症状。

对瑟伯恩·曼森的这一实验说明什么呢？

原本健康的瑟伯恩经疟蚊叮咬、发病的过程，和特效药奎宁的作用，以及对桑本、洛和西格诺·特尔泽三位医生及两位意大利仆人的实验，都无可辩驳地证明了蚊子是传播疟疾的罪犯。这一对比实验，受到科学家的高度重视，也得到业外人的承认，全世界有关的科学杂志都报道了这项研究成果，并被记入医学史。

第五章　文　学

《神曲》：疟疾患者的病情

意大利的地貌使它必然成为疟原虫繁殖、滋生的理想区域，因而也必然会成为一个疟区。生长在这里的诗人但丁·阿利吉耶里，不论是他的出生地佛罗伦萨和他去世之地拉韦纳，还是他被流放之地，在当时都流行疟疾。他被染上疟疾，也是必然的事，事实上他就是死于疟疾。

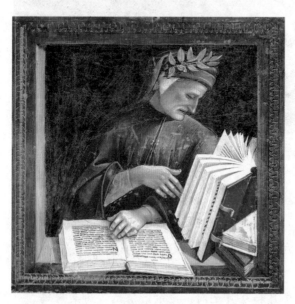

《神曲》的作者但丁

但丁不但见过他人患的疟疾，他本人对此病也有深切的体验。他在伟大的诗篇《神曲》（田德望译文）中对疟疾的症状也有细致的描写。

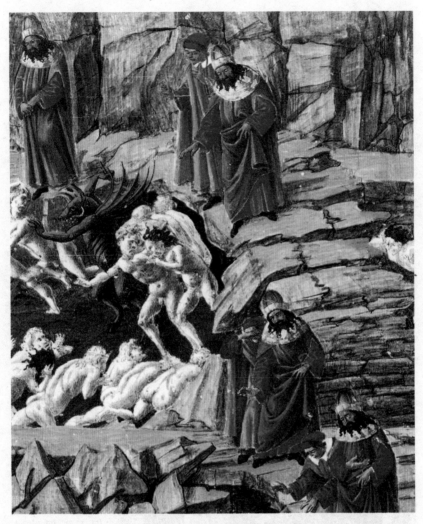

波提切利为《神曲·地狱》作的插图

在《神曲·地狱》第二十五章，但丁就曾有"直打哈欠，好像睡魔或者热病（疟疾）在侵袭他似的"的比喻。在第二十九章，他具体描述了他记忆中流行疟疾的环境以及疟疾患者的病状：

　　……设想在7月和9月之间，瓦尔第治纳、马莱姆玛和萨丁岛的医院里的病人统统聚集在一条沟里，会是什么

样的痛苦情景，这里的情景就是那样，从这里散发出来的
臭气好像腐烂的肢体通常散发出来的一般。

译者田德望先生的注释说："瓦尔第治纳（Valdichiana）意即治纳（Chiana）河流域，在阿雷佐、科尔托纳（Cortona）、丘西（Chiusi）和蒙泰普尔治诺（Monte-pulciano）之间，因治纳河水流缓慢，淤积成为沼泽地带。马莱姆玛（Maremma）指托斯卡纳的金海沼泽地，撒丁岛上也有很多沼泽地。因此，这三个地方在但丁时代都是疟疾最流行的地区。"

接着，但丁真切地描写了疟疾病人"患病的情景"：

我相信，当空中瘴气弥漫，致使埃吉那岛上的一切动物，甚至小蠕虫全都死掉……当时埃吉那的居民统统患病的情景……有的在地上卧着，有的肩膀靠在另一个的肩膀上坐着，有的顺着那条凄惨的道路爬行。

在《神曲·地狱》第三十章，但丁除了写到水肿病，还写到两个疟疾病人：一是"诬告约瑟的那个女人"，埃及法老的内臣、护卫长波提乏；"另一个特洛亚的奸诈的希腊人西农"。但丁说："他们由于患急性热病发出强烈的臭气。"田德望先生引乔达尔诺·达·比萨所说作注："血脉中的热病是严重的热病，这种热病叫作急性热病。"在但丁看来，这些落入地狱鬼魂之所以患病受苦，是因为生前做了坏事，与国人传统的看法，颇有些相似。

《暴风雨》：凯列班的诅咒

威廉·莎士比亚的《暴风雨》是一部新颖、完美的剧作，在几乎所有的莎剧全集的目录中，它都获得首篇的荣耀之位。剧中有一

109

个人物凯列班，是主人公旧米兰公爵普洛斯彼罗收养的奴隶。他原是荒岛上的一个粗野的半人半兽的怪物。虽然普洛斯彼罗一直都在教化他，"辛辛苦苦地教你讲话，每时每刻教导你这样那样"，但是他是"一个魔鬼，一个天生的魔鬼，教养也改不过他的天性"，如英国评论家约翰·德莱顿（1631—1700）所指出的：他

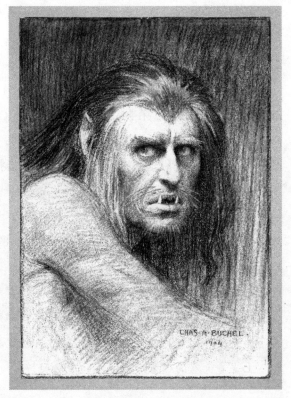

艺术家画的凯列班的模样

"对一切不满，内心充满了邪恶。除了七桩大罪中的贪食、懒惰、淫邪在他身上显而易见之外，他还有奴隶特有的沮丧和孤岛居民的无知。他人格卑劣，因为他是变态的淫欲的产物。他的语言同他的人品一样丑陋"。看他是怀着何等邪恶的心咒骂救助他、提升他文明的人，他的主人普洛斯彼罗："愿太阳从一切沼泽、平原上吸起来的瘴气都降在普洛斯彼罗身上，让他的全身没有一处不生恶病！……我非把他咒一下不可。"甚至怂恿他人捶碎他主人的脑袋，敲破他主人的头颅，割断他主人的喉咙。

凯列班这里说的"恶病"指的是热病，如随后酗酒的膳夫斯丹法诺误认躺在地上凯列班"像是在发疟疾"，正在"寒热发作"。

因为在莎士比亚的时代，疟疾很普遍。英国作家安东尼·伯吉

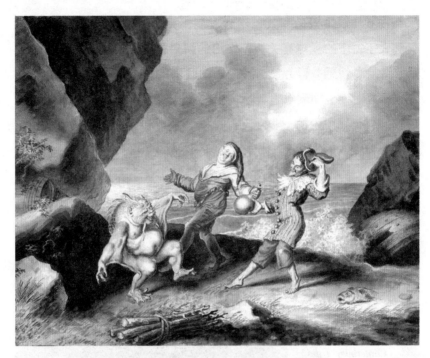

凯列班和弄臣特林鸠诺、膳夫斯丹法诺狂舞

斯在《莎士比亚传》中举莎士比亚的做医生的女婿约翰·霍尔诊治他女儿的病案说："同年 5 月 24 日，她患间歇热：时而灼热，渐渐大汗淋漓，随后又发冷，前后持续半个时辰，一日之间发作多次。"

当时，人们都相信疟疾是由沼泽地上散发出来的瘴气引起的，此病是那么的可怕，发病后，很快就可能死亡。凯列班就以这么恶毒之心来咒骂他的恩人普洛斯彼罗。

《坎特伯雷故事集》："女尼教士的故事" 的
疟疾病因论

在欧洲，一直以来都相信古希腊希波克拉底的"体液"（Humour）理论，这理论认为人的健康和疾病都是人体中的四种体液——血液、黄胆汁、黏液和黑胆汁之间平衡或是混乱的缘故。后来经古罗马医生盖伦和其他学者发展，相信人体小宇宙中的体液，又和大宇宙中的星球有关，其作用的结果，还影响到人的形体、气质、脾性、情感、行为。这理论影响欧洲的医学一两千年，尤其在文艺复兴时期，如瑞士学者雅科布·布克哈特在《意大利文艺复兴时期的文化》中说的，非常流行一种"常常和迷信星宿的力量相结合的四种体液的学说"。威廉·莎士比亚深受这一理论的影响，约翰·W. 德雷珀1964年发表在《美国医学协会杂志》上的论文《体液·莎士比亚悲剧中的某些心理学问题》（John W. Draper：*The Humos Some Psychological Aspects of Shakespeare's Tragedies*）曾做过深入的分析。

莎士比亚相信，作为莎士比亚以前的一位杰出的英国作家，杰弗里·乔叟（Geoffrey Chaucer,？—1400）无疑就更相信了。他的名著《坎特伯雷故事集》（*Canterbury Tales*）就写了一个这么有趣的故事。

《坎特伯雷故事集》（方重译文）中有一个《女尼教士的故事》（*Nun's Priest's Tale*）。其中说到，从前有一个贫穷的寡妇，她有一个牧场，在牧场里养有一只名叫腔得克立的公鸡，公鸡手下管辖着七只母鸡，其中喉部色

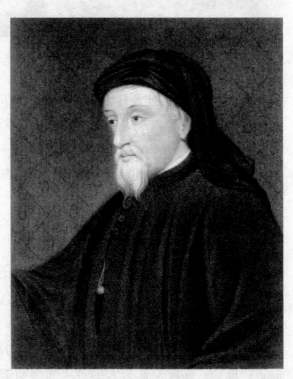

《坎特伯雷故事集》作者乔叟

彩最美的是坡德洛特小姐。一天清晨，腔得克立坐在棚舍里的栖枝上，妻妾们都围着他。美丽的坡德洛特挨近在身旁。腔得克立忽而呻吟起来，说是自己刚才做了一个噩梦，见一只像是猎犬似的兽想抓住他、杀害他，此刻心中还跳动呢。

他这么一说，立即就挨了坡德洛特的骂："滚啊！不要脸的没胆量的东西！"随后，坡德洛特便用体液理论解释梦的成因：

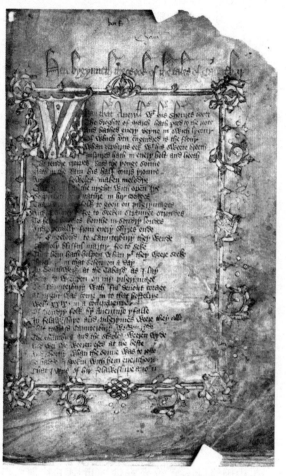

《坎特伯雷故事》约 1400 年版的扉页

梦是身体中气汁余剩所致，或系多血，或系多气，或因各气混合。你夜间这场梦实由于红胆汁过剩，这可以使你怕箭伤，怕红的火焰，怕红色的兽来咬，怕打架，以及大小的狗熊之类；正如郁胆汁能使许多人在睡梦中惊呼着黑熊、黑野牛或黑鬼在追赶他们，都是同一道理……

坡德洛特指出的医治方法也是希波克拉底学派所提倡的催泻：

你老先生哪，看在上天面上，我们飞下栖木去，请你吃一服泻药就好了。……你且先把红黑胆汁肃清，赶紧恢复你的体质，就是城里没有药铺，我也会教你如何自己探寻，只要在这场地上我就能找到那清上除下的药草来。不要忘了，为了上帝的爱！你的胆汁过多，你该当心那上升的太阳看见你身子里满溢着热的气汁。假如它见你这样，我可以和你赌一块银圆，你将得隔日疟疾，或发起大寒热来，可以送你的命。一两天内，你只应吃一两条虫子的清淡饮食，然后进一服清凉剂，如甘遂桂、龙胆草、延胡索或一种毛茛草，我们场上都有。还有续随子、鼠李果或药藤，吃起来味儿很好的，地上长着新鲜的就啄来吃……

坡德洛特说的一番理论，使腔得克立十分信服："夫人，你的学识好丰富呀。"

《伊夫林日记》：首次说到金鸡纳在南美洲之外的存活

约翰·伊夫林（John Eyelyn，1620—1706）原是英格兰的乡绅，一生中因缘际会，曾受查理二世国王礼遇、詹姆斯国王任用，并结识包括侍候女王的宫女在内的各色人等，使他终身坚持撰写的《伊夫林日记》具有重大价值，虽然他还有其他方面的著作 30 部左右。《伊夫林日记》是最著名的，被认为是有关 17 世纪英国社会、文化、宗教和政治生活的珍贵史料。

1685 年，伊夫林有一次去参观伦敦"切尔西药物园"（Chelsea Physic Garden）。

切尔西药物园是虔诚的药剂师协会于 1673 年在英国伦敦创建的，为药剂师的花园，以种植药物植物为主，是伦敦人最喜欢去的处所之一。1680 年，在当过药剂师的植物学家和企业家约翰·瓦茨

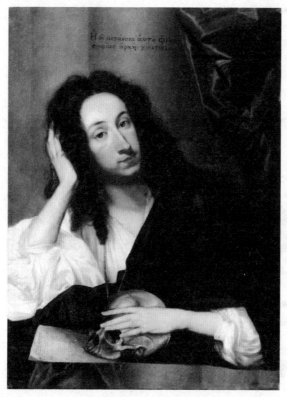

伊夫林，1648 年

被任命为园长之后，他就设法与许多国家的园艺家建立联系，并建造了温室，希望借此来扩大药物园的药材生产，生产薄荷、鼠尾草和芸香等药物，以及其他"外来和本地植物"，包括"各种油桃、桃子、杏子、樱桃和羽状圆锥花"。

给植物园加温早已在北欧使用，因为那里的冬天很漫长。但是在英国却是一个新事物，这正是伊夫林最想看到的。他的酒友汉斯·斯隆爵士（Sir Hans Sloane，1660—1753）是乔治二世的首席医生，还是药物园的博物学家。他曾在给一位朋友的信中说：瓦茨"有一项新创造。他认为，借助于这种方式，可以人工制造春季、夏季和冬季"。后来，他还向这位朋友报告，

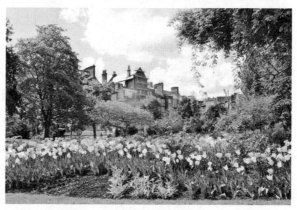

切尔西药物园

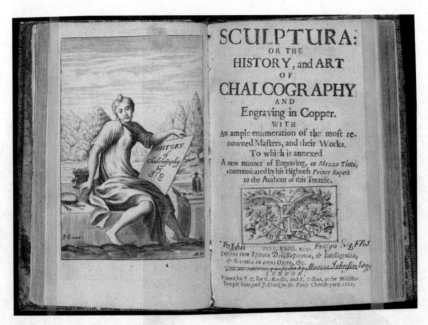

《伊夫林日记》一个版本的卷首插图

说温室已经证明是非常成功，就是严冬都"杀不死他的一棵娇嫩的植物"。

1685 年 8 月 6 日，伊夫林在他这天的日记中写道："我去了一次伦敦，去看切尔西药物园的保管人瓦茨先生，以及在那个全用砖头拱起的温室中，通过一架火炉来运送地下热。因此，自当他在最严寒中将门窗打开，也会挡住雨雪。"另外，伊夫林在瓦茨这新的温室中还看到"无数稀有的收藏品……特别是，还有许多罕见的一年生树，还有标有耶稣会士的树皮的树，这种树曾用来医治三日热"。

伊夫林完全被吸引住了。当时，在欧洲出版的有关草药和植物的书籍不超过 100 本，几乎没有一本详细说到在西班牙帝国最远角落的植物群。当时，无一人能够没有得到西班牙国王的许可而去南美洲，要出版一个南美洲的著作，先要提交宗教裁判所神圣办公室（Holy Office of the Inquisition）审。欧洲人对南美洲和南美洲人民、景观和生活的了解，像了解月球一样的少。

伊夫林对"标有耶稣会士的树皮的树"的叙述，是首次说起在南美洲之外存活的金鸡纳。瓦茨的继承者菲利普·米勒（Philip Miller）出版于1731年的著名的《园艺家辞典》（*Gardeners Dictionary*）中没有提到。不过，后来，这棵金鸡纳树也死了。

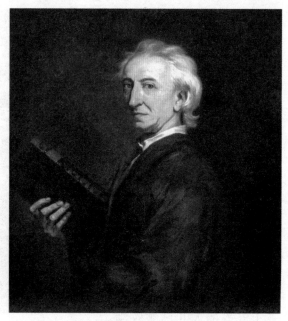

约翰·伊夫林，1687年

《悲惨世界》：疟疾和滋生的环境

1861年6月30日，流亡英吉利海峡泽西岛的法国作家维克多·雨果（1802—1885）记下文学史上主要的一笔："今天……上午八时半，当一轮红日挂上我的窗帘时，我写完了《悲惨世界》。"这是一部长达130万字的巨著。它通过冉·阿让、芳汀和珂赛特的故事，指出19世纪每一个阶段都一直存在的三个问题："贫穷使男子潦倒，饥饿使妇女堕落，黑暗使儿童羸弱"，显示作家是一个伟大的人道主义者。

"芳汀很美。"雨果说，"光艳的脸儿，秀丽的侧影，眼睛深蓝，眼皮如凝脂，秀脚而翘，腕、踝都肥瘦适度，美妙天成，白皙的皮肤四处露着蔚蓝的脉络，两颊鲜润得和童女一样，颈脖肥硕如埃伊

117

纳岛的朱诺，后颈窝显得既
健壮又柔和，两肩仿佛是库
斯图塑造的，中间有一个动
人的圆窝从轻罗下透出来，
多愁工媚，冷若冰霜，状如
石刻，色态如婵娟，这便是
芳汀。"（李丹、方于译文）

　　但是，辛苦干活，"每
天缝十七个钟头"，仍然陷
入贫病的境地，连一个女儿
也养不了。

　　芳汀病得很重。"这个
二十五岁的人儿已皱纹满
额，两颊浮肿，鼻孔萎削，

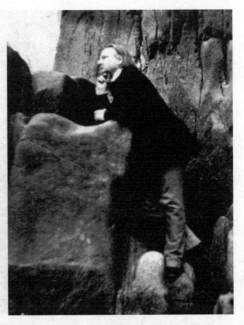

雨果在泽西岛上

牙齿松弛，面色铁青，颈骨毕露，肩胛高耸，四肢枯槁，肤色灰白，

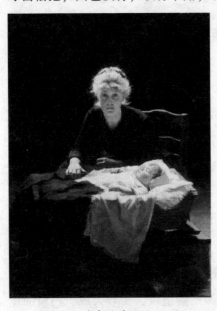

病中的芳汀

新生的金发丝也杂有白毛了。"
早晨医生来检查时，她还在剧
烈地咳嗽，说着胡话，体温是
更高了。医生给"开了药方，
冲服纯奎宁"，表明她患的是热
病——疟疾。

　　疟疾一直是世界性的流行
病，尤其在适合传染此病的蚊
子繁殖的地区。雨果在《悲惨
世界》中尖锐地揭露出 19 世纪
巴黎的这种有利于蚊子生长的
环境。他写道：

中世纪时，巴黎的阴沟有着传奇的色彩……

在本世纪初，巴黎的阴渠仍是一个神秘处所……巴黎模模糊糊知道它下面有个可怕的地窖。人们谈起这地窖就如谈到底比斯的庞大污秽坑一样，里面有无数的十五尺长的蜈蚣……清沟工人的大靴子从不敢冒险越过那几处熟悉的地点……垃圾直接就往阴沟中倒，至于疏通阴沟的任务就只好依赖暴雨了。而暴雨却远远不能起到冲洗的作用，反而使阴沟堵塞。罗马还留下一些有关它的污坑的诗，称它为喏木尼，巴黎侮辱它自己的阴渠，称它为臭洞；从科学和迷信方面看，人们一致认为它是恐怖的。臭洞对卫生和传奇同样都很不协调……法贡（Fagon，路易十四的第一个医生）把 1685 年惊人的恶性热病归咎于沼泽区阴渠的大敞口，直到 1833 年仍在圣路易街上露天敞开着，差不多就在"殷勤服务处"的招牌对面。莫特勒里街的阴沟敞口因产生瘟疫而著名……

因为，如雨果在谈到像"污池"一样的修道院时说的，"那些地方的腐臭是明显的，淤滞是有害的，发酵作用能使里面的生物得热病，并促使衰亡"。

《神秘岛》：真实描写疟疾症状

美国南北战争（1861—1865）中，工程师史密斯、水手彭克洛夫、记者斯皮莱，还有史密斯的仆人纳布和年纪最小的哈伯特等五个北方人被困在南军中，找到机会乘上气球得以逃脱。谁知在飞行过程中遇到了风暴，气球破裂，不幸流落到太平洋中的一个荒岛上。虽然面对严酷的自然环境，甚至有猛兽和海盗的袭击，但他们没有陷入绝望。他们各自发挥聪明才智，不仅过上了自给自足的生活，还改变了荒岛的面貌。

虽然这是法国科普作家儒勒·凡尔纳（Jules Verne, 1828—1905）创作的《神秘岛》（*L'Île mystérieuse*）的故事，其中不免还带有一些想象中的情节，却如现实主义作品一样的真实，许多地方连细节都写得十分真实。如

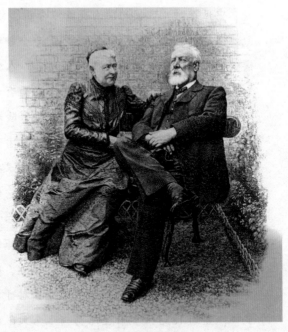

凡尔纳和他妻子

对哈伯特在战斗中受伤后发作疟疾，及其医治的过程，凡尔纳都做出详细的描写：

> ……的确，哈伯特处于一种几乎是持续昏睡的状态，某种谵语的症状也开始出现……
>
> 可怜的孩子的手指、鼻子、耳朵变得极其苍白，他起先是微微打寒战，浑身起鸡皮疙瘩，脉搏微弱而不规律，皮肤干燥，口咳得厉害；紧接着就是一个发热阶段，脸很兴奋，皮肤变红，脉搏加快，大量出汗，随之热度似乎退了。发作过程持续约五小时。（顾微微译文）

多像是病历中的一段描述！

知识渊博的记者斯皮莱一直没有离开过哈伯特，看出他患的是间歇热，"要想根治，得有退烧药"。可是此刻，如史密斯工程师说

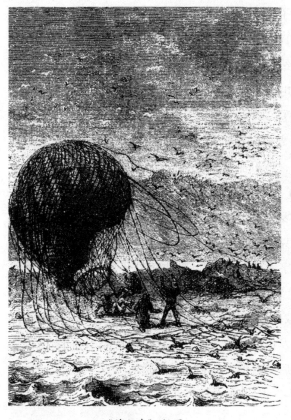

《神秘岛》插图

的，既没有金鸡纳树皮，也没有硫酸奎宁。不过，斯皮莱说，"湖边有柳树，柳树皮有时可以取代硫酸奎宁"。于是，史密斯亲自前去，从一种黑柳树的树干上割下几块树皮，磨成粉，当晚就让哈伯特服下。果然有用，哈伯特夜里没有发烧，只是说了几句谵语，第二天体温也没有升高。

但在退热期间，"哈伯特像是累垮了似的，脑袋发沉，很容易晕眩"；另外，他又"肝脏开始充血，越来越多地说胡话，表明他的脑子也受到了疾病的侵袭"。

据此，斯皮莱进一步认定，他患的是"恶性疟疾"。他还指出："我没弄错，哈伯特大概是在沼泽地感染病毒的……"最使他担心的是，哈伯特已经发作过一次了，若是再发作第二次，"我们"又无法阻止第三次发作的话，"如果不用硫酸奎宁来消除恶性疟疾的第三次发作，那这次发作怎么说也是致命的了！"

终于，到了中午，第二次发作出现了。这次发作很可怕，哈伯特甚至觉得自己就要死了。但他不愿意死。持续五个小时的发作，"哈伯特在狂热状态中说了些令其同伴心碎的事……然后又陷入深度的虚脱，筋疲力尽到了极点……有好几次，杰丁·斯皮莱都以为可怜的小伙子死了。翌日白天，12 月 8 日，也是接连不断的昏厥"。

虽然按新的剂量给他服了研碎的树皮，但是斯皮莱已经不指望会有任何结果："假如我们明天早晨之前还不能给他服下更有效的退烧药，哈伯特就没命了。"

12 月 8 日到 9 日大概是这个孩子的最后一夜了。这天夜里，哈伯特神志更加昏迷了，他肝脏极度充血，因为感染涉及脑子，甚至"已经认不出任何人了"。

但是就在这个紧要关头，当凌晨 3 点钟，一缕阳光照到哈伯特床边的桌子上时，彭克洛夫意外地见到有"一个长方形的小盒子，盒盖上写着这样几个字：硫酸奎宁"。斯皮莱打开盒子，见里面装着大约 200 格令的白色粉末。斯皮莱尝了一下，味道极苦，认定是"从金鸡纳树皮中提取的宝贵的生物碱，抗疟疾的特效药"。

于是，在第三次发作出现前，斯皮莱让哈伯特喝下约 18 格令奎宁混合液。几个小时后，哈伯特得到了救助。

原来这特效药是一直在暗中帮助他们的"神秘人尼摩舰长"给的。

《黛西·密勒》：致人于死的"罗马瘟疫"

意大利的罗马因特殊的地理环境和气候条件容易滋生蚊子，因而成为由蚊子传播的疟疾的流行地，以致出现指代疟疾的"罗马瘟疫"这一专有名词。

美国作家亨利·詹姆斯（Henry James，1843—1916）从 1869 年初次见识欧洲之后，多年来都在意大利和英国、法国等地旅游和写作。其间他听说一个美国女孩在罗马因染上"罗马瘟疫"而死的凄美故事，于 1879 年创作出一部题为《黛西·密勒》（Daisy Miller）的小说，在伦敦的《康希尔杂志》发表，立即赢得国际声誉。30 年

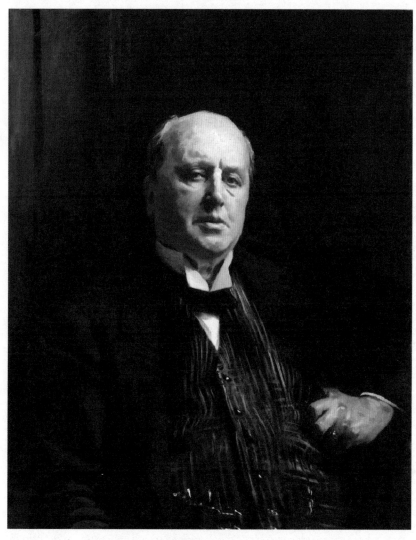

作者亨利·詹姆斯

后，1909 年，《黛西·密勒》的修改本在纽约出版。

　　《不列颠百科全书》称，亨利·詹姆斯的作品"基本主题是新大陆的乡土气和旺盛生机同旧世界的腐败和精明之间的冲突。这一主题在《黛西·密勒》（1879）、《一位女士的画像》（1881）、《波士顿人》（1886）、《专使》（1903）中表现得很明显"。《黛西·密勒》的同名女主人公便是这一冲突中的牺牲者。

在《黛西·密勒》（赵萝蕤译文）中，来自美国纽约州的黛西·密勒是一个年轻美丽的姑娘，她天真、单纯，不拘礼节。她来到气候温暖的意大利过冬时，与弗瑞德里克·温特伯恩相遇，立刻给温特伯恩留下深刻的印象，温特伯恩甚至立刻就爱上了她。温特伯恩虽然也是美国人，却是一个深受欧洲文化熏陶的美国人。因而，在交往中，他也像他的怀有偏见的姑母考斯泰罗太太等人那样，把黛西的真诚、热情看成"太轻浮、幼稚，太没有教养，太缺乏考虑，太没见过世面"。

一段时间后，一天夜里，温特伯恩又在罗马的竞技场意外见到了黛西·密勒。月光之下，黛西被陶醉了。她赞叹说："整个黄昏，我没有见过这样美丽的地方。"

确实，在这样的夜色下，温特伯恩也不由记起乔治·拜伦在《曼弗莱德》中的诗句，并想起浪漫主义诗人的建议：深夜到古罗马广场去沉思默想。但是注重实际的"医生们却不赞成这样做。历史气氛确实有，但是从科学观点来看，这种历史气氛不过是一种厉害的瘴疠之气"。因此，有经验的温特伯恩告诉黛西："我看你啊，你不会觉得罗马瘟疫有什么可美的。病就是这样染上的。"并责备她的伴侣："你是个罗马本地人，你怎么会这样不加小心。"但是黛西说："我从来没有生过病，也不会生病！我生得单薄，但是很健康！我一定要看月光下的古罗马广场……"天真的黛西甚至声称："染上没染上罗马瘟疫我才不在心上。"

果然，这个"卖俏的美国小姑娘"，"就是因为晚上到外面去"染上了疟疾，一个多星期后就去世了。

黛西的死在《黛西·密勒》中具有深层的象征意义，象征了自由单纯的新大陆的美国文化被充斥着繁文缛节的欧洲文明所扼杀。而小说的浅层描述也是现实主义的。诚如萨拉·马奇在她的论文

《疟疾和〈黛西·密勒〉的修订》（Sarah Marsh：*Malaria and the Revision of Daisy Miller*）中说的："詹姆斯对《黛西·密勒》的修订，特别是对黛西·密勒的疟疾的修订，与他那个时代的疟疾和其他科学有着惊人的相似之处。"

《基督不到的地方》：疟疾流行之地

意大利作家卡洛·莱维（Carlo Levi，1902—1975）原是毕业于都灵大学医学院的一名医生，因参加反法西斯运动、编辑《正义与自由》杂志，在1934年被捕，被放逐到南方偏僻的山区卢卡尼亚一年。获释后，他流亡法国，但于1943年返回意大利，再度投入反法西斯运动，又遭逮捕。在狱中，他以自己20世纪30年代被放逐的经历，创作了一部作品《基督不到的地方》（刘儒庭译文）。《基督不到的地方》原名《基督来到伊博利》（*Christ Stopped at Eboli*），意思是，基督来到伊博利，但也止步伊博利。

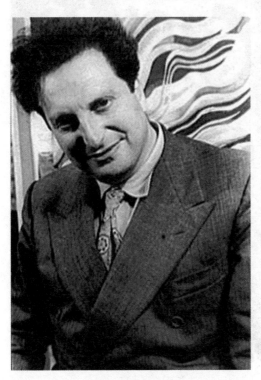
作者卡洛·莱维

这是一个连耶稣基督都从来没有来到过的可怜之地，作品记述了那个赤贫、落后地区的人民的生活。

莱维写道，在这个"阴暗的地区，……既不知罪恶，也不知赎罪，这里没有道德上的邪恶，只有人世间的痛苦"。在这里，莱维目睹孩子们个个面黄肌瘦，黑眼珠大而无神，肚子像小鼓似的紧绷在细瘦弯曲的大腿上方；还有一些孩子就裹着被子躺在地上，因患了疟疾，在发寒热，牙齿在不住地打战。成人更因长期忍受疟疾的折磨而患上慢性贫血，加上贫困造成的营养不良，使他们"只要一发病，其他各种各样的危险症状马上就乘机而来，病人的脸上现出临终时的痛苦"。他深知，"在这一带，任何人都难以逃过疟疾这一关，这种疾病早已侵入他们那脆弱而营养不良的身体"。

莱维还发现，这里的人也都处在十分愚昧、落后的思想状态。他们觉得，在他们的村子里，"路上到处是鬼灵"。在那里，公羊羔羊一直被奉为神明；有几个人，冬夜会到野外去找他们的兄弟——真正的狼。有一个女人完全相信她的丈夫便是狼，他夜里出去的时候是人形，之后就变成了狼，回来时，他第一次敲门，绝对是不能开的，必须等到他第三次敲门恢复人形之后才能开门，否则就会被他吃掉。莱维觉得，在这里，"人的世界同动物的世界、同怪物的神秘世界之间根本没有明确的分界线"，而他，

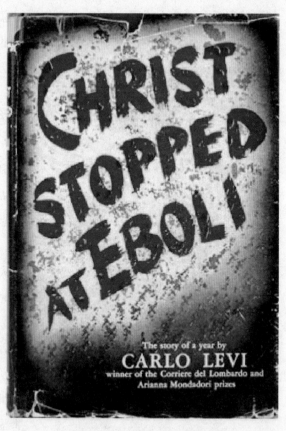

The story of a year by
CARLO LEVI
winner of the Corriere del Lombardo and
Arianna Mondadori prizes

《基督不到的地方》第一个英译本

126

他说 "我的时光就在这种弥漫着神鬼的气氛中过着"。甚至那些医生也都缺乏科学的头脑。巫术被看成治病的法宝，医生相信可以拿它来医治任何疾病："通常只需念念咒语即可，或者念一篇咒文也行。"有几个咒语是本乡本土的，其他的则是古典咒语的集成，最普通的是一个《哈利·波特》中也提到过的字母驱病符 Abracadabra。此外，他们坚信神秘的占星符号、圣母和圣徒的肖像、古代的钱币、狼牙、蛤蟆的骨头等，都具有治病的功能。莱维说，那里的人相信，"尽管医学是科学的、严格的、合理的，但如果不同神秘的东西相结合，就不会有威力，医学的威力只是因其魔术般的内涵才有可能显现出来"。

不能想象，活在这样的环境里的人，患了疟疾之后，他们的命运将会是怎样。

《所罗门王的宝藏》：西尔维斯特拉的热病

亨利·赖德·哈格德（Sir Henry Rider Haggard，1856—1925）遗传了诗人母亲的血液，加上他本人曾经在非洲的一段冒险经历，使他以一部最畅销的小说《所罗门王的宝藏》（*King Solomon's Mines*）和另外数十部小说，成为英国获爵士称号的著名作家。

《所罗门王的宝藏》（梦迪译文）描写艾伦·夸特曼、亨利·柯蒂斯爵士和古德上校三人，在寻找亨利的弟弟乔治的过程中，探寻传说中的所罗门王的宝藏，一路上发生的惊心动魄的故事。

小说交代宝藏的来历时说，混血葡萄牙人约西·西尔维斯特拉的远祖约西·达·西尔维斯特拉留下一小块破碎的黄色亚麻布和一张纸，这是他当年用削尖的骨头溅着鲜血写下的有关所罗门王宝藏的藏址和地图。300 年来，在他的整个家族中，都没有引起注意，直到最后约西·西尔维斯特拉才看懂上面的内容，相信凭借这两件东

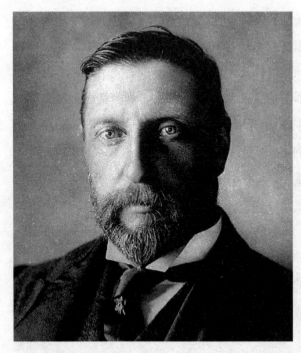
作者亨利·哈格德

西，就会"成为世界上最为富有的人"。但他因为疟疾，"快不行了"，为了感谢他病重期间夸特曼对他的照顾，就将这图交给夸特曼。

小说详细地描写了约西·西尔维斯特拉得疟疾和他的病逝。

那天晚上，夸特曼正在一处叫斯坦达的科拉尔这一不毛之地进食的时候，突然看到有一个人在离他三百码的山坡上，"手膝着地向前爬行，然后站起来，拖着腿向前走了几码，又跌倒在地，向前爬了起来"。夸特曼打发手下的一个猎人去帮他过来。此人就是约西·西尔维斯特拉。

夸特曼说，约西·西尔维斯特拉实际上已经病得就剩下"骨架和一点皮肤"。"他脸色蜡黄，发着高烧，又大又黑的眼睛几乎凸了出来，因为他所有的肌肉几乎都没有了。除了羊皮纸般的黄皮肤、头发和从皮下拱出来的瘦骨头外，他什么都没有剩下。"

他一来到夸特曼面前，就呻吟着叫："水！行行好，水！"因为他因为发烧而嘴唇干裂，舌头发黑，而且胀得厉害。

于是，夸特曼给了他一点掺牛奶的水。他便大口大口地喝，不停地喝了两夸脱，直到夸特曼阻止他再喝。

后来他又开始发烧，并倒在了地上，无意识中喊着所罗门、钻石、沙漠等话语。
夜里 11 时左右，他
看上去安定多了。
清晨时分，夸特曼
见他坐在那里，凝
视着沙漠，远眺所
罗门山最高峰中的
一个峰顶说："就在
那里！但是我从来
没有到达那里，从
来没有。谁也到不
了那里！"随后又转
向夸特曼说："朋
友，你在那儿吗？
我的眼睛一片漆黑，
我看不见你了。"

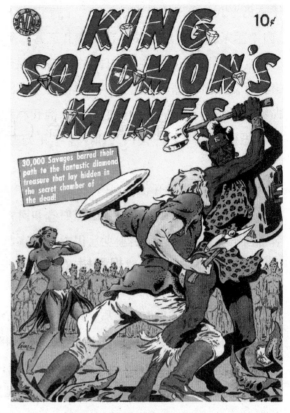

《所罗门王的宝藏》1951 年版

　　夸特曼要他好
好休息。他回答说："我快不行了！你对我那么好，我要交给你一张
地图……"然后在衬衫里摸索出一只用小兽皮系着的羚羊皮烟袋，
请夸特曼打开，抽出一小块破碎的黄色亚麻布和包在里面的一张纸。

　　后来，由于身体越来越虚弱，约西·西尔维斯特拉的声音也越
来越无力，但仍然将这宝藏的来历做了交代，说是由谁得知这宝藏
的地址，便"将成为世界上最富有的人"，并且再三嘱咐夸特曼：
"不要把它给别人，先生，那你一定要亲自去"。

　　夸特曼说："后来，他又开始神志昏迷，一小时后，他安然地离
开了人世。"死于疟疾。

第六章　防治（上）

规那树（一）

在 16 世纪探险的时代之后，17 世纪是一个殖民的时代。墨西哥被西班牙赫南·科尔特斯（Hernan Cortes，1485—1547）的探险队于 1521 年征服，1523 年成为西班牙的殖民地；1533 年，葡萄牙国王若昂三世在巴西建立了殖民地；法国的移民先驱塞姆·德·尚普兰（Samuel de Champlain，1566—1635）于 1603 年为本国在加拿大建立了殖民地；荷属东印度公司是 1602 年建立的，荷兰先是在爪哇的巴达维亚设立总部，并在爪哇与印度、苏门答腊设立了好多个商务中心，随后于 1610 年任命了爪哇的第一任总督；同时，英国也于 1607 年和 1620 年在北美的詹姆斯敦、弗吉尼亚和普利茅斯、马萨诸塞建立了殖民地。

跟随探险者进入世界各个遥远地区的殖民者们，除了传播欧洲先进的资本主义制度和文化之外，留给人的印象就是灭绝或赶走当地的原住民，实行残酷的奴役政策，并将天花、梅毒、疟疾、黄热病等传染性疾病带到了那里。与此同时，他们在这些从未到过的地方，不但见到了很多从未见过的动物群和植物群，还获得了一些珍贵无比、十分神奇的礼物。传说在皮萨罗使秘鲁成为西班牙的从属

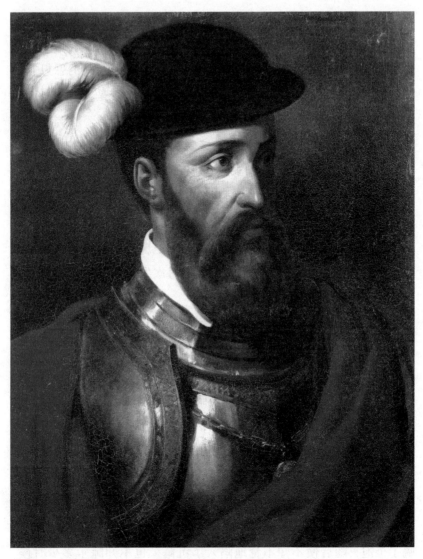

弗朗西斯卡·皮萨罗

国的过程中，出现过一个富有传奇色彩的插曲。

　　西班牙的弗朗西斯卡·皮萨罗（Francisco Pizarro，1475？—1541）是一个军人的私生子，生得孔武有力，足智多谋。他年轻时就参加过庄园主的械斗，还到意大利打过仗。后成了探险家，参加探险，去了海地，发现了太平洋。从 1519 年到 1523 年任新建的巴拿马市市长，1524—1527年，他组织探险队去南美西海岸勘探，发现一块由印加帝国统治的安第斯高地，他称它为"秘鲁"。由于巴拿马总督反对他征服秘鲁的计划，他只好回国。但他殖民的思想非常强烈，又向国王提出这一请求，终于获得许可。于是，他带上一只船、180名随员和37匹马，在1531年再次向秘鲁出征。在与印加皇帝的使者交涉时，他提出，要他们接受基督教和西班牙国王的统治，但遭到拒绝。因此，他便在1533年处死印加的皇帝阿塔瓦尔帕，占领了印加的都城，致使印加帝国瓦解。但是安第斯山海拔高达3000米以上，森林十分茂密，属亚热带气候，日间与夜里的气温变化非常之大。欧洲人要在这一地带生活，很不适应，结果很多人都得了发热病死去，活着的很多也间日发热，每次发热病的发作都会使他们精疲力尽，身体虚弱不堪。

其中有一个西班牙人，让发热病折磨得几乎无力动弹了，只好被留在那里等待死神的到来。发热使他口渴如狂，他不得不拖着极端疲乏的两腿，毫无目的地在丛林里彷徨，最后来到一个池塘跟前。这个西班牙人疲惫得几乎睁不开眼睛，只蒙眬地看到一棵大树倒落在一口池塘边，池里的水异常混浊，浓重得几乎不会流动。但极度的口渴使他顾不了这些，便立刻跳进池里喝了好几口，虽然觉得水味异常苦涩，可以想象到这水是受到倒下的那棵有毒树木的污染，不过在这个垂死的病人看来，即使喝过之后立即就会死去，也是一种痛痛快快的死，总要比受尽疾病的痛苦折磨好些。于是他又继续喝了个饱，随后便不知不觉地陷入了沉睡。也不知睡了多少时候，当一觉醒来之后，他发现奇迹出现了：他不但没有死，而且感到身上的热已经完全退去，尤其是体力也恢复了，只感到自己浑身是劲，甚至能够急忙飞快地跑去追赶丢下他的队伍。他后来带了许多同伴回到远处，来看这奇迹的发生地。

多年后，植物学家和医学史家们弄清，这个西班牙人所染的是发热病，即疟疾，它很可能是15世纪末克里斯托弗·哥伦布发现美洲后传入到那里的。这棵倒落在水里的是规那树（quina），正是治疗此病的特效药。似乎正符合"目的论"：上帝的安排都是有目的的，哪里流行某种疾病，哪里便有治疗这病的药物。

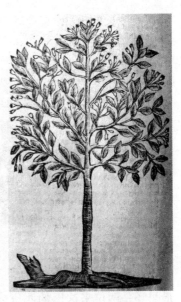

规那树，当地叫 kina，是一种常绿灌木或小乔木，大多为乔木，有些大的，高度达 5 米到 15 米；夏季开白色小花，结很小的种子。远望规那树，红一层绿一层，红的是嫩叶，绿的是老叶，互相交叠，蔚为奇观。这种树木盛产于安第斯山脉，作为治疗发热病的特效药，被认为是印加人民赠予人类的一份最优厚的礼物。

1696 年画出的规那树

生物学家通过大量的观察，认定动物具有自行治病的能力。比如狗、鸟、水牛、长颈鹿、狮子等动物，都会给自己治病，其中黑猩猩是最善于此道的。如有一种叫 Aspilia 的植物，叶子又硬又苦，当黑猩猩肚子疼时，便会去几公里外寻找这种草药。生物学家注意到，黑猩猩吃这种草药时并不是像通常那样，把叶子嚼碎吞下了事，而是先在口中搅腾，通过口黏膜来吸收，好像懂得防止它的药性在胃中遭到破坏。这是进化使动物在本能上感知到自己肌体缺乏什么，才需要什么。

秘鲁的原住民经常见到深山里的美洲豹和狮子患了发热病之后，找遍深山去寻觅规那树，啃嚼它的树皮，来"治疗"自己这病，结果总是很快就治好了病，从而得知规那树具有治疗疟疾的性能。居住在安第斯山脉的印第安人有时也喝规那树皮煎成的汤汁，以治疗发冷发热之病。

虽然安第斯山长有规那树，但它从北到南全长 8900 余千米，属

133

世界上最长的山脉，且多处海拔在6000米以上，不免令人望而生畏；甚至在第一批征服者抵达新大陆之后的一个世纪里，规那树皮就已经被用来医治发热病了，但山脉所在的秘鲁、厄瓜

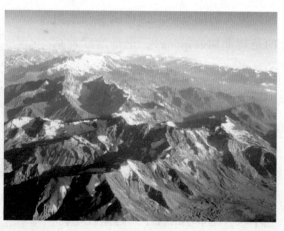

安第斯山

多尔和玻利维亚的原住民却都不肯深入深山中去探寻这一特效药。最早还是两位来这里的西班牙人在进行这项工作，并详细记录下了规那树皮对发热病患者的功效。

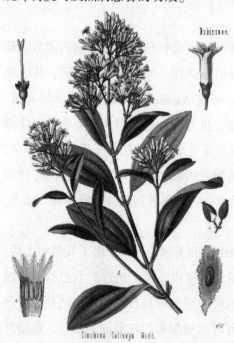

19世纪画的规那树

安东尼奥·德·拉·卡兰查(Antonio de la Calancha, 1584—1684)是一位奥古斯丁修道士和草药学家。他生于玻利维亚高地的奇奎萨卡，即今日的苏克雷(Sucre)。他在安第斯印第安人中长大，非常了解印第安人的习俗和民间医学。卡兰查在1598年进入奥古斯丁教团，差不多25年后被任命为利马圣艾德芬索学院（St Idelfonso College）院长，并花了很多时间撰写一部

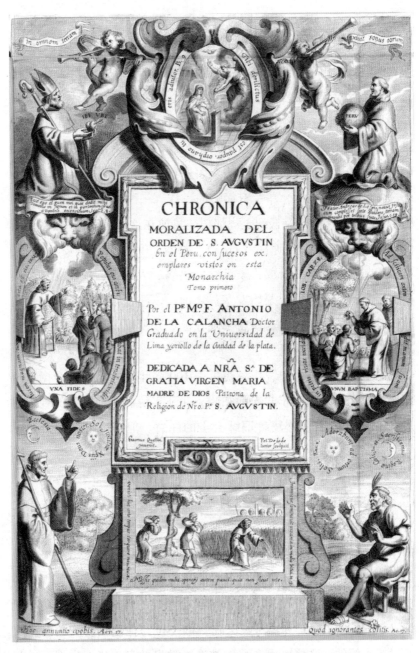

《秘鲁圣奥古斯丁教团的道德纪事》

长达 900 页的《秘鲁圣奥古斯丁教团的道德纪事》（*Coronica moral-izada de la orden de San Agustín en Perú*），于 1630 年在巴塞罗那出版。书中记述了规那树皮的药性，说这是"长在洛克扎（Loxa）地区，人们叫它热病树，树皮是肉桂色的，研成粉末，取两个银币的量喝下，来治疗发热和疟疾，在利马产生神奇的效果"。

　　另一位神父，伯纳比·科博（Padre Bernabe Cobo，1582—1657）是 1599 年从西班牙抵达利马的耶稣会士。他在写于 1639 年但是在两个世纪之后才得以广泛流传的宏大多卷本《新世界的历史》（*His-toria del Nuevo Mundo*）中，有简短的一章"一种医治发热病的树木"（A Tree for the Ague）谈到了规那树。科博在这章里说："在基多教区（Quito）的洛克扎地区（Loxa），长有一种大树，树皮像肉桂，有点粗，又非常苦。研成粉末后给发热病的人服下，仅用此药，热就退了。这些粉末须在开始发寒热之前，以两个银币的量掺在葡萄酒或其他液体中服用。这些粉末现在已经众所周知，不但在印度群岛，在欧洲都很受重视。"

　　对卡兰查和科博的著作，在过去 100 多年里，几乎每个撰写规那树皮或金鸡纳和奎宁的人都知晓，并证实他俩所观察到的规那树皮在 1630 年左右引起秘鲁耶稣会士的注意。但对另外四位西班牙人，他们却所知甚少。

　　加斯帕·卡尔德拉·德·拉·埃雷迪亚（Gaspar Caldera de la Heredia）1591 年左右生于塞维利亚。在萨拉曼卡大学学习了医学之后，他先是在卡莫纳执业，然后在当时已经成为西班牙从印度进口的中心地塞维利亚定居。

　　卡尔德拉对来自新世界的药物很感兴趣，他在撰写有关规那树皮的著作前，曾在 1661 年与罗马耶稣会学院的药剂师吉洛拉莫·巴德（Girolamo Bard）和"圣灵医院"的一位与他密切合作的医生交换过一些信件。这位医生在那次被选为教皇的乌尔班八世召开的秘密会议上治好了这位教皇的疟疾。

卡尔德拉·德·拉·埃雷迪亚的有关规那树皮的著作《审视说明和实际观察》（*Tribunailis Illustrationes et Observationes Practicae*）出版于 1663 年。同年，热那亚的医生塞巴斯蒂亚莫·巴多（Sebastiamo Bado）也出版了一部有关规那树皮的著作。卡尔德拉的著作表明他是一个学识渊博的人，一个严谨的科学家，一个明智的临床从业者和一个忠实的见证人。他写道，规那树皮来自一种树，它像是一种被印第安人用作木材的大梨树。在安第斯山麓传教的耶稣会士注意到，印第安人生活在潮湿地带，受冷后发寒热时，都会喝泡有这种树皮粉末的热水。卡尔德拉·德·拉·埃雷迪亚指出，耶稣会士相信，规那树皮对于与疟疾有关的发寒热颇有良效，他们还试验过将树皮的粉末用于一些发热病人。不久之后，有些在（厄瓜多尔的）基多传教的耶稣会士将规那树皮带到西班牙的加布里埃尔（Gabriel de Espana），其中一位精力充沛的药剂师，他在利马的里马河（Rio Rimac）桥附近开了一家药铺，因熟悉当地的本草药物而闻名全城。他将规那树皮的样本交给一些医生和该地其他的药剂师，他们使用这树皮治疗发热病，取得很大的成功。

加斯帕·布拉沃·德·索博拉蒙特（Gaspar Bravo de Sobremonte）曾在西班牙的巴利亚多利德大学（University of Valladolid）学医，并在多个系科担任主任，还写过有关规那树皮的论文。德·索博拉蒙特被认为是当时最好的医生之一，他在西班牙和法国出版了多部著作。在 1639 年出版的第二版《论卓越医学的原理》（*Disputatio Apologetica Pro Dogmatica Medicine Praestantia*）中，德·索博拉蒙特描述了他称为"我们"的西班牙人在观察了秘鲁的印第安人发寒热病时服用秘鲁树皮粉末汤之后，也都开始使用这种树皮来治疗发热病。

在 17 世纪，另外两位西班牙医生也写到过规那树皮的治病效果。彼得罗·米盖尔·德·拉·埃雷迪亚（Petro Miguel de la Heredia，不是加斯帕·卡尔德拉·德·拉·埃雷迪亚的亲属）在西班牙最大的高等院校之一——"埃纳雷斯的阿尔卡拉"（Alcala de Henares）学医，后来曾任该校医学系的首席主管，最后在1643年离开。40年后，在他出版的《医学技艺》（*Operum Medicinatium*）一书的第二版中，也曾写到耶稣会士使用规那树皮的情况。

同样，米盖尔·萨拉多·加索斯（Miguel Salado Garces）在塞维利亚大学任主管，并致力于发现美洲的每

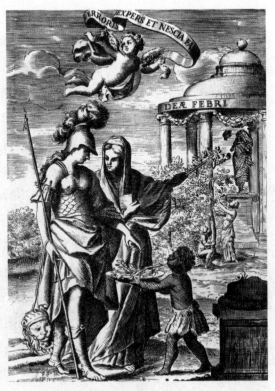

17世纪的版画描写南美土人向欧洲人提供规那树皮

一种新药。他在1655年的著作《医疗站》（*Estaciones medicas*）中写道："耶稣会（在基多）的传教士观察了印第安人在冰水中游泳或在雪中受冷发寒热而用过规那树皮粉末后很快就不再战栗了，于是也开始应用这种树皮来控制发热病。因为他们注意到发热病停止后又会再发，就建议将规那树皮作为最好的退热剂来医治此病。"

埃雷迪亚、索博拉蒙特、米盖尔·德·拉·埃雷迪亚和萨拉多·加索斯四人都认为是耶稣会士最早在秘鲁发现疟疾的特效药规那树皮。但是有关规那树的这些描述，都还比较简单，需要更加深入探查。

规那树（二）

法国人夏尔-玛丽·德·拉孔达明（Charles-Marie de la Condam-ine，1701—1774）从小就以热爱科学和数学而闻名，但他特别着迷的是大地测量学，即对地球表面进行几何图形的测量。在当选为法国皇家科学院院士之后不久，1735 年，拉孔达明受派参加考察队，前往秘鲁去测定赤道附近经度 1 度的长度。

7 月，考察队从法国西部的滨海港口拉罗谢尔（La Rochelle）出发，航行了九个星期，到达加勒比海地区的卡塔赫纳（Cartagena de Indias）。卡塔赫纳当时已经是一个要塞城市，和巴拿马的波多贝罗（Puertobelo）、墨西哥的维拉克鲁兹（Vera Cruz），被认为是通往美洲的三大门户。和拉孔达明同行的，除了 2 名西班牙军官，还有另外 10 名法国人，其中包括一位名叫约瑟夫·德·朱西厄（Joseph de Jussieu，1704—1779）的青年植物学家。一到卡塔赫纳，德·朱西厄便立即动手在周围的山丘上搜寻水果和鲜花，开始他的植物学收藏。等到第二年 3 月到达秘鲁西北海岸的瓜亚基尔（Gu-ayaquil）后，拉孔达明才第一次取出他贵重的测量仪器开始工作。但令人

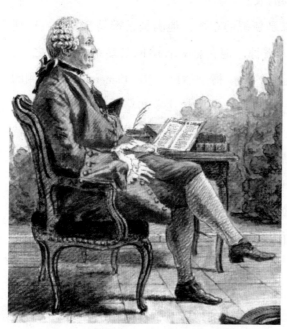

夏尔-玛丽·德·拉孔达明

懊恼的是，大雾像是绵绵的细雨，弥漫在海岸上，永远不能散去；还有多云的天空和持续的降雨，都使他们无法获得理想的观察效果。另外，食物也太糟糕了，且昆虫又不断地来侵扰。探险队的成员们彼此抱怨，感到十分恼火。

拉孔达明反倒是感到高兴，因为可以休息休息了。另有材料说，他是因为与同事不和，就离队去陪随一位新朋友——数学家和制图师唐·彼得罗·马多纳多（Don Pedro Maldonado）。在他那里，时时都能听到住处周围一种像巨嘴鸟一样奇异的鸟儿的鸣叫。在那里，拉孔达明还看到许多他从未见过的植物，他立刻就被吸引住了。印第安人给他捎来一块奇怪得可以拉伸的"布"——橡胶。他惊讶地目睹印第安人如何在树上砍出疤痕，收取"牛奶"，并让这"牛奶"固化成为橡胶。他注意到这种新材料是可以防水的，于是便用它来覆盖他的仪器，防止受潮湿的热带空气浸润。后来，他就成为第一个将橡胶样品运回欧洲的人。

拉孔达明看到的都是新鲜的东西，他满脑子都是新发现，这使队里的成员都感到大为震惊。他在喜欢冒险的马多纳多陪同之下，乘独木舟更深入到附近里约埃斯梅拉达斯（Rio Esmeraldas）两侧的丛林中，开始绘制出一幅里约埃斯梅拉达斯的路线图，并为朱西厄收集了几件植物标本，还捡来一块非金非银、当地叫"普拉蒂诺"（platino）的闪光的金属片。

不久之后，他们开始攀登了。当地的小矮人向导把自己涂成红色，带领他们穿越埃斯梅拉达斯森林登上山去。但雨下个不停，他们浑身湿透，全靠印第安人给他的橡皮布做保护。拉孔达明感到又饿又疲乏。

然后，到了 1737 年 2 月 14 日，拉孔达明凭借朱西厄提供的笔记，在探查洛克扎（Loxa）周边的地区时，才第一次看到了叫"规那"（Quinquina）的那种树。他知道，神奇的"耶稣会士的树皮"

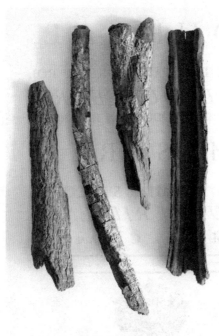
从规那树上剥下来的树皮

便是从这树上剥下来的。他在路旁坐下，将这树的枝、叶、花、籽都一一速写下来。回到巴黎后，他将这画，连同他的回忆录《走近规那树》（*Sur l'Arbre du Quinquina*），交给巴黎的科学院，同时于1738年在科学院宣读。这是欧洲人对生长着的规那树的首次描述。后来，伟大的瑞典分类学家卡尔·林奈根据他的观察，用传说中的钦琼伯爵夫人的名字，给它做出新的命名。

拉孔达明记述了三种规那树，将它区分为白色的、黄色的和红色的。当地的向导告诉他，规那树的皮具有不同的退热特性，其中红色的最强大，白色的几乎毫无作用，虽然在植物学上没有差别，都长在同一个地段，从来没有长在一起，而总是彼此隔离，四周全是其他树木。

到达顶峰后，拉孔达明等又看到几棵规那树，长得比周围的树都高，树干达到一个人体的宽厚度。拉孔达明听说过，自从耶稣会士将规那树皮运到欧洲之后，因为它的退热效应，引起更多的人来这里剥树皮，使洛克扎周围的规那树都遭到严重的破坏。如今，这里的规那树已经越来越少了，而且，他发现最大的那批规那树中，第一棵被剥光皮的树也已经死了，只剩下最小的几棵。

拉孔达明的植物学描述不够清晰，他所绘的画也不够精确。虽然如此，他仍然被认为是一位英雄人物。是因为有植物学家约瑟夫·德·朱西厄的详细笔记，才让拉孔达明最先找到规那树这种具有神奇退热作用的树木。可惜,德·朱西厄如今几乎已经被人遗忘。实际上,德·朱西厄本人也曾经过千辛万苦,找到了一些规那树的标本,甚至已经装好箱子,准备运往欧洲。但他的仆人误以为他箱子里装的是钱和其他贵重物品,就将它偷走。此后的

JOURNAL
DU
VOYAGE FAIT PAR ORDRE DU ROI,
A L'EQUATEUR,
SERVANT D'INTRODUCTION HISTORIQUE
A LA
MESURE
DES
TROIS PREMIERS DEGRÉS
DU MÉRIDIEN.
Par M. DE LA CONDAMINE.

Oppofuit Natura Alpemque nivemque. Juven. Sat. X.

A PARIS,
DE L'IMPRIMERIE ROYALE.
M. DCCLI.

拉孔达明的《遵国王令去赤道的航海日记》

10 年里,有关朱西厄的行踪均不为人所知,虽然有传闻说他在离开南美洲回欧洲时被亚马孙河上的巨浪卷走了,也只是传闻。确切的情况是,当他在 1771 年回到巴黎时已经疯了,甚至都记不起自己的名字,病因无疑是他收集的规那树标本被偷给他造成的沉重打击。不过,为了纪念德·朱西厄的业绩,法国一家名为"三片药"(Trois Cachets)的生产奎宁的公司,在奎宁基金会成立 100 周年的 1936 年,出版了他的一份手稿。在这份手稿中,德·朱西厄对所有的规那树种都做了十分详尽的描述,这是德·朱西厄一生中唯一的著作。为了纪念他的工作,有一种规那树被以他的教名约瑟夫来命名。

　　1774 年,拉孔达明再次请求西班牙国王同意让一位植物学家去

往自己所属的南美洲。对法国来说，拉孔达明的计划是很有必要。路易十六的财政大臣安妮·罗伯特·雅克·杜尔哥（Anne Robert Jacques Turgot，1727—1781）就考虑，去南美，一方面可以取回德·朱西厄所收集的材料，同时还能对 10 年前从印度、南海、马达加斯加和好望角收集到的植物品种做些补充。要去那里，没经西班牙允许，几乎是不可能从南美得到任何东西的，就很难填补这种差距。但是西班牙是怎么考虑的呢？

西班牙国王卡洛斯三世（Carlos Ⅲ，1716—1788）认为，西班牙必须在科学思想上具有君主地位，他的王国应该在蓬勃发展的欧洲站立在科学启蒙运动的最前沿。为此，他曾下令在马德里市中心的普拉多（Prado）创建了一个新的植物园，与维也纳、凡尔赛、法兰克福、布达佩斯和葡萄牙的科英布拉（Coinbra）这些正在开放的同类的植物园相抗衡。另外他还购置了一所在欧洲装备起来的最好的自然历史博物馆，由受过高等教育、在巴黎生活了近四分之一世纪又有很强求知欲的内阁成员佩德罗·弗朗西斯科·达维拉（Pedro Francisco Davila）担任首任负责人。这家博物馆后来在 1776 年对公众开放时，拥有两个宏大的矿物展览厅、两个动物和鸟类标本厅，还有一个展示昆虫的大厅和一个海洋生物大厅；另有一个大厅收藏有"精美的稀有木材"，中央是一头大象和它骨骼的标本。

尽管已经拥有这些珍贵的展品，卡洛斯三世还是觉得博物馆不够充实；且从整个西班牙王国来说，也还需要有更多的展品，尤其是普拉多的这个植物园，特别需要树木标本，如肉桂、巴拉圭茶、药喇叭（jalapa，提供给墨西哥登山者的泻药），还有雪松、乌木、白香脂、黑香脂和稀有的热带硬木、可可、紫罗兰等。最后，博物馆极想得到珍贵的规那树标本。

回忆前一次在南美的航行竟由一个非西班牙人领航，另外，英国皇家学会和海军部组织了由海军上将和探险家詹姆斯·库克

（James Cook，1728—1779）领头的队伍在 1768 年又进行了一次太平洋的科学考察，之后还有 1772—1775 年由库克率领进行的第二次航行考察。卡洛斯三世决定，决不能让法国人走在前面。

于是，一个特遣队，乘上西班牙舰队最好的航船中的一艘，于 1777 年 11 月 4 日离开西班牙西南部的加的斯出发了。船上除了 60 门大炮，还备有一个庞大的图书馆，图书包括瑞典分类学家卡尔·林奈的几幅绘图，以及一些早期美洲探险家的著作。

这次考察的目的是依照卡洛斯国王的命令，"对我美洲领土上的自然产物进行有条理的检查和鉴定，不仅是为推动自然科学的进步，还可以排除医学、绘画和其他重要技术中伪造的和令人怀疑的看法，并且可以将在我领土上发现的这些植物描述和绘画出来，促进贸易，丰富我的自然历史博物馆和皇宫植物园"。

该探险队由曾在国王的植物园工作过短时期的 23 岁的药剂师兼植物学家唐·希波利托·鲁伊斯·洛佩斯（Don Hipolito Ruiz Lopez，1754—1816）领导。

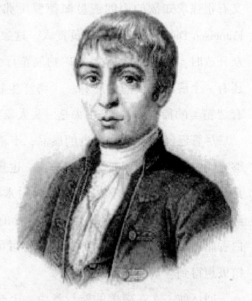

鲁伊斯个子矮小，有一张漂亮的嘴巴和高高拱起的眉毛，一束头发像波浪似的压在他的前额，使他的脸给人一种焦虑的感觉。他原来患有肺病和抑郁症，当他担心摆在他面前的任务时，抑郁症就变得更加严重了。因为，如他的一个儿子后来写到

植物学家鲁伊斯·洛佩斯

的，鲁伊斯"对国家的荣耀满怀激情"。

与鲁伊斯一起的还有训练有素的药师何塞·安东尼奥·帕文（Jose Antonio Pavon，1754—1840）和路易十六任命的法国植物学家约瑟夫·董贝（Joseph Dombey，1742—1794）。另外还有从马德里多个艺术系学生中挑选出来的两名画家，他俩的任务是描绘植物。

探险队经历近六个月的远洋穿越后，到达了利马，待了差不多两年，收集到一些样品并画下素描之后，1780年4月，他们再向植物学家的处女地进发。经过300多英里的路程，终于到达瓦努科（Huanuco）。这是安第斯山脉森林东部山间盆地上属于秘鲁的一个小镇，是他们探寻规那树的重要地区。他们在离瓦努科东北约50英里的库切罗（Cuchero）小村建立营地，开始探寻金鸡纳树林。第二天一早，鲁伊斯在日记中记载说，他们越过一个高高的狭窄的斜坡，因为上升的路崎岖陡峭，所以十分危险，于是便在一块巨石底下过

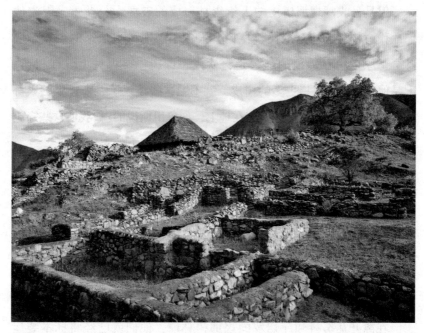

瓦努科一角

夜。近旁奔腾的溪水一直在哗哗作响，无数的青蛙又呱呱叫个不停，三个人都整夜坐在那里，无法入睡，觉得这种生活实难适应。一天后，他说，"我们沿着一条小径走了四五英里，路的这边那边，到处是荆棘丛、蔓生植物和其他杂草，我们必须小心谨慎，以免跌倒、受伤或被植物的刺刺伤"。由于前晚下过暴雨，道路无法通行，他们不得不在倾斜的地面上滑行，但有些地方，路很狭窄，又被纠缠的树枝挡住，非常难走。最后才"进入茂密的树林。在这到处都是车辙和兔窝的一处小径上，我发现了金鸡纳树，这是我当时探寻到的第一棵这种树木"。鲁伊斯说道：他收集了一些树皮的样本，带到了瓦努科，向许多人展示。他告诉他们，洛克扎的居民以这种树皮从事可观的买卖，并暗示他们，用这种树皮可以赚到大钱。事实是，在鲁伊斯来这里的前一年，该地区已经产出7500磅的规那树皮，运给利马的一名经销商。

但是，收割规那树皮的人给森林造成的破坏十分严重，因为他们砍伐树枝时，甚至砍掉整棵树，根本不考虑树木未来的生长。耶稣会士原来精心传授的建议是，砍伐一棵树，要再种上五棵树苗。但是他们急于要收集更多的树皮，就不顾这些建议了。来这里的人都看到，有很多规那树皮被丢弃在地上，如鲁伊斯说的："我们这些穿越在森林中的植物学家目睹了采集规那树皮的人留下的大量浪费。"

约瑟夫·董贝很快就要回国了，但是鲁伊斯和帕文仍继续在南美待了八年。他们一直向南，去到智利的康塞普西翁（Concepcion）。在这里，他俩识别出智利的松树或猴谜树，并将它命名为智利松（Araucaria araucana）。他们的探寻工作取得了很大的成功，但当他们试图将他们看到的一切都记录下来，扩大西班牙国王植物园里的收藏时，却遭遇到可怕的厄运。

在离开瓦努科和库切罗的规那树林前，他们就已经将标本装运到一艘船上，可是这艘"好主意号"（Buen Consejo）船只却被一艘英国的大帆船捕获，结果，船内的东西也就全没了。干了五年后，两位画家于1785年完成了大量有意义的素描，而他们在瓦努科附近马科拉丛林中所居住的小屋被一场大火所毁时，他们的手稿也全失去了。鲁伊斯非常绝望，他给一位朋友写信说："我不知所措地冲进大火中，我知道我的论文就在那里，但是一切都完全徒劳。由于大火仍然在烧，使我不得不离开。我差不多要疯了，我想要自杀。最后，到了半夜，我精疲力竭倒在地上。"唯一从火中得救的是鲁伊斯三只鹦鹉中的一只。

鲁伊斯和帕文两位植物学家于1788年回到西班牙。尽管损失惨重，他们还是从秘鲁和智利带回了3000种植物和描述这些植物的2000多幅绘图，鲁伊斯还写出一册小书《规那学，或规那树和在秘鲁新发现的其他有关物种的描述》（*Quinologia*，*o tratado del arbol de la quina o cascarilla*，*con su descripcion y la de otras especies de quinos nuevamente descubiertas en el Peru*）。这是自拉孔达明1738年向科学院宣读以来将在欧洲发表的第一篇有关神奇的金鸡纳树的论文。鲁伊斯将《规那学》呈献给在马德里筹建国王的植物园的国务卿弗洛里达布兰卡伯爵（Count Floridablanca）。

没有哪个药物供应商像鲁伊斯在支持规那这种神奇药剂那样，如此夸耀一种药品的。书中介绍说，可以将规那树皮磨碎，然后浸泡或煮沸，以液体形式给药；也可以将其制成粉末状或提取物，以丸剂、蜜饯，或稀释在酒或水中服用。鲁伊斯说，他曾亲眼看到药物对防止"简单或复杂的间歇性热病、恶性腐烂、神经恶性肿瘤、皮炎和天花的腐臭烂的功效效果"。他甚至会开处方，帮助治疗牙痛、坏疽、痢疾、麻疹、流产性头痛和肺部萎陷等病患。据鲁伊斯说，规那树皮唯一不能医治的疾病似乎只有痛风和关节炎。为了获得规那树与树叶、花朵和种子的标本，他遭遇了多大的麻烦，人们不能不感到奇怪，鲁伊斯希望这是一种可以医治人类所有疾病的神药。其实，他也像当时其他的人一样，对于疟疾是什么，它是如何传染的，以及奎宁如何医治此病，都一无所知。

鲁伊斯的这本薄薄的《规那学》，以及九年后与他的同事帕文一起完成的补编，还有随后另一个西班牙植物学家何塞·塞莱斯蒂诺·穆蒂斯的工作，作为早期的探寻，虽然历尽千辛万苦，但成果都只是零零星星的，非常的有限。

规那树（三）

何塞·塞莱斯蒂诺·穆蒂斯（José Celestino Mudis，1732—1808）学的是医学，但他唯一真正的雄心是去新世界旅行。他出生于 1732 年，在西班牙最繁忙的港口加的斯长大，他的青年时代大部分时间都在码头周围闲逛，早早就对新世界产生浓厚的兴趣。后来，穆蒂斯在读了几年医学之后，于 1757 年 25 岁从大学毕业，去了马德里。他试图说服当局派他去国外。在等待的期间里，他在首都周围收集各种植物，因为他天生是一个博物学家，只是偶尔给病人诊治，以确保他自己不挨饿。三年后，国王任命德拉·维加·德·阿米茹侯爵（Marques De la Vega de Armijo）为今天属于哥伦比亚的新格拉纳达王国的新总督。穆蒂斯要求德拉·维加，让他作为一名植物学家，对"耶稣会士的树皮"进行系统的研究。总督经过思考之后同意了他的要求，但是告诉穆蒂斯说，为了不以这样的一件小事打扰国王，向国王汇报，他得以自己的私人医生的身份前往。

穆蒂斯意识到，这是唯一可以实现他计划的途径，便同意了，并于 1761 年 2 月跟随这位新总督正式进入新格拉纳达王国的首都圣菲·波哥大（Santa Fe de Bogota）。因为他的这个宏大的项目就要开始了，穆蒂斯感到异常的兴奋和激动。他给世界上最著名的植物学家、瑞典的卡尔·林奈写了一封信，只想告诉这位伟人，他的计划

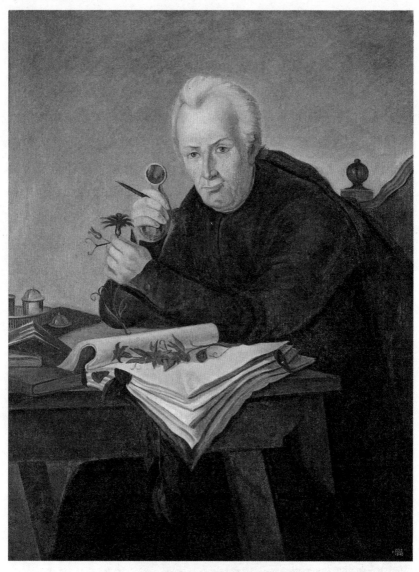

西班牙的植物学家何塞·穆蒂斯

是写一部这个南美大陆的新的自然史，他不久就会定期将十分稀有的植物运送过来。林奈从来没有听说过穆蒂斯这个名字，他信中的花体拉丁文每页也都很难辨认。不过林奈还是立即给他回了信。他把这个年轻人看作一个了不起的同行，给予他鼓励，请他帮助，并为即将来到的植物表示深深的感谢。他告诉穆蒂斯，他曾读过拉孔达明 1738 年给科学院的报告中的描述，等穆蒂斯说的标本到达时，他将以钦琼（Cinchona）的名字命名这个属，纳入他的分类法。

但是在经历了如此令人鼓舞的开始之后，穆蒂斯发现在波哥大的实地进展更加困难了，他的总督朋友对带回西班牙的植物项目似乎有极大的热情，只是对他的这项新工作有些担心，其他的人也感到担忧。穆蒂斯像一名医生那样努力工作，不久就发现他是该市最受欢迎的医生之一了。但他也意识到，总督对他并不看重。"在西班牙的时候，"他在日记中痛苦地说道，"我相信我应该已经在去洛克扎（Loxa）的路上考察研究金鸡纳树了。所以总督肯定地向我保证，我们抵达这里后不久，他会把差事交给我。"但是实际上总督没有这样做，这使他有些不愉快。

为了不要专门去想这不愉快的事，穆蒂斯开始在波哥大大学教授数学。他一次次纠缠总督府的官员，要他们问问总督他什么时候才能开始植物学研究。绝望中，穆蒂斯在 1763 年给查理三世国王写了一封信。在信中，穆蒂斯先是说了一大堆奉承的话，然后指出，西班牙对自然科学的研究有所忽略，其他国家在这方面已经取得了非凡的进展，他强调，西班牙应该拥有世界上最好的自然历史博物馆。他提醒查理国王，他的前辈都认识到自然史研究的重要性，腓力二世和费迪南六世都曾派科学家前往美国，但他们的工作远未完成。

穆蒂斯坚定而礼貌地概述了西班牙对世界负有的责任。他说："美国不仅黄金、白银、宝

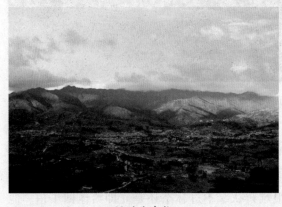

远眺洛克扎

石和其他珍宝都很富有，而且还有极有价值的自然资源……（美国的）普罗维登斯（Providence）就有让陛下可以为全人类谋福利的无价之宝奎宁。研究金鸡纳树是必不可少的，这样才可以最低的价格向公众出售最好的金鸡纳。"他提醒国王，如果听其自然，继续以砍伐金鸡纳树来获取树皮，那么药物的供应会在短时期内被耗尽。

穆蒂斯确信自己是对的，但是对自己能够获得这份工作感到绝望，以致结束时在信的上方画了一幅惩罚性的画，描绘查理三世坐在宝座上，周围全是因缺乏药物而死的人的幽灵，来威胁国王。

但国王对他的信没有回复。

一年后，1764年，穆蒂斯又向国王发送了一份请愿书。仍然没有得到回复。他还给林奈寄去一些金鸡纳树的标本，这是洛克扎金鸡纳树林的主管送给他的。林奈回信说，他非常感谢这些样本，这使他得以完成对他无意间拼凑的这种树进行分类。"我很高兴，"林奈说，"您寄给我的这些树皮、树叶和花朵的美丽的图画……让我对这一非常稀有物种有一个十分清晰印象。"

从洛克扎给穆蒂斯提供标本的那个人跟穆蒂斯说过，他曾亲眼看到有金鸡纳树长在新格拉纳达王国。穆蒂斯想，如果这是真的，那就表明，金鸡纳树能够在赤道以北生长。更重要的是，它像在太平洋上一样在大西洋南美沿岸容易获得，这就会大大地减轻运输上的问题。所有这一切，都使穆蒂斯热情高涨。他再次去了总督府。总督自然承认金鸡纳树的植物学研究具有重要意义，但他还是两手一摊，称自己无能为力，因为国王一再无视穆蒂斯的请愿。

为了消磨时间，穆蒂斯将自己的精力用到银矿的开采上。1766年，他到达南美五年后，住进一个破旧银矿的小棚屋，致力于改善劳动条件和开采矿石。他在那里一直待了四年，直到1770年回到首都，虽然他还没有完全放弃对采矿的兴趣。后来有一天，正好是雨季，他在波哥大和银矿地之间旅行时，注意到有一片金鸡纳树林，粉红色和黄色的花朵十分耀眼。于是，穆蒂斯向林奈发送了一份这

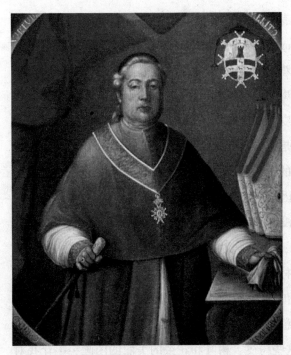

新总督安东尼奥·卡瓦列罗·贡戈拉

一物种的样本，林奈将它命名为"波哥大金鸡纳"（Cinchon bogotensis）。

发现金鸡纳树生长在赤道以北，使穆蒂斯确信它也可以在大陆的大西洋一侧找到。于是，当穆蒂斯得知将有一位新的总督上任时，他就再次向这位继承德拉·维加·德·阿米茹侯爵的新的当权者申诉。深受穆蒂斯信任的这位新总督给马德里写信，敦促王国政府考虑对奎宁的贸易建立垄断，以消除走私，确保这一药物的有效贸易，奎宁可以从秘鲁向西出口到菲律宾和东方，同时从新格拉纳达向东出口到欧洲。

但是，马德里的回答仍然是沉默。1778 年，穆蒂斯再次离开波哥大，去往一个遥远的银矿地，一直待到五年之后，另一名总督安东尼奥·卡瓦列罗·贡戈拉（Antonio Caballeroy Góngora，1723—1796）继承。安东尼奥·贡戈拉是一位学者和科学赞助人。一次，他偶然游览来到这里时，发现在偏远的旷野中有穆蒂斯的破烂住所，他的惊讶即刻转成为愤怒。他将穆蒂斯带回波哥大，并立即开始向马德里当局发去请愿书，提出他的报告和建议。甚至还在没有等到答复的情况下，他就着手组织了一个临时性的科学委员会，题为"新格拉纳达王国植物探险队"（Botanical Expedition of the New Kingdom of Granada)。

　　安东尼奥·贡戈拉顽强的毅力得到了回报。1784 年 11 月，穆蒂斯由皇室任命为这个新的植物探险队的首席植物学家和天文学家。根据皇室的命令，他以前所欠下的债务得以还清，并获得每年 2000比索的退休金，以继续他的研究。另外还下令将远征所需的所有书籍和工具，也从英格兰寄来应用。

　　探险队的总部设在一个叫马里基塔（Mariquita）的小镇。他们的首要任务是去探寻新格拉纳达的森林，寻找金鸡纳树。同时开始积累手稿和标本，尤其是许多手绘的插图。来自基多的艺术家像中世纪的僧侣一样，每天静静地工作九个小时。他们的画，像实物一样大小，并尽可能描绘得细致入微，显示植物每个阶段的生长情况。为了获得最准确的表述，穆蒂斯想出用天然的颜料，他还整理出他多年来收集起来的资料。由此，探险队创出了一个独特的图书馆。

　　1791 年，探险队更名为"新格拉纳达植物研究所"，图书馆和标本室也从马里基塔搬迁到了首都波哥大，工作人员也增加到 10 名科学家和 14 名艺术家。但是，直到 1792 年，研究所都还没有发表过一篇论文。于是，西班牙政府于 1793 年下令对研究所进行调查。调查的结果认为：尽管所收集的材料无疑极有价值，但是出版的前景不大，因为只有成百上千的植物图，而没有一套完备的图系，显得有些杂乱。要是有人去整理，也只有穆蒂斯，但调查人员坦率地说，不能确定穆蒂斯是否能够或愿意完成这一任务。事实证明，穆蒂斯对于进行整理，最后写一本小册子也根本没有兴趣。

　　何塞·塞莱斯蒂诺·穆蒂斯于 1808 年去世，享年 76 岁，他毕生积累的手稿和插图，生前也都没有出版。

　　后来，一个曾和穆蒂斯一起工作的哥伦比亚的博物学家弗朗西斯科·何塞·德·卡尔达斯(Francisco Jose de Ca-ldas,1768—1816)被任命为研究所的所长，并受命着手整理穆蒂斯的著作。但不久，在西班牙殖民地的独立运动中，他被以西蒙·玻利瓦尔（Simon Bolivar,

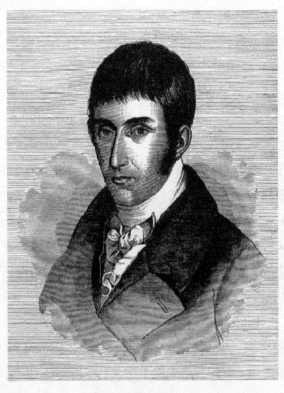

弗朗西斯科·卡尔达斯

1783—1830）为首的起义军强制担任工程兵团队长，去组织建造加农炮、火药加工厂、弹药厂和防御工事。这样，穆蒂斯著作的事自然就被搁置下来了。

起义军与西班牙士兵作战了五年。一段时间以来，起义似乎可以成功，但是西班牙人重组了部队，最后进入了波哥大。卡尔达斯被捕并被判处死刑。他没有辩护，他只是提醒法院，有比他或任何人的生命更宝贵的事：他在植物研究所的工作，包括对金鸡纳树的研究，很多人的生命都有赖于这一药物。他强调说，他是唯一能够整理穆蒂斯著作的人，因为他多年和穆蒂斯一起从事植物学研究，所以他有能力整理和发表穆蒂斯的著作。他要求法院在执行死刑之前，将他从事这项工作所需的时间留给他。但是遭到了拒绝。他再次向当局发送书面请愿书，进一步详细说明他的案情，但也没有得到答复。

在被处决的前夕，当局要求卡尔达斯提供有关穆蒂斯著作的更多细节。他再次要求缓刑六个月，说如果有必要，可以用锁链锁住他的脚踝。但是，他第三次被拒绝。

第二天，1816 年 10 月 29 日，弗朗西斯科·何塞·德·卡尔达斯被射击队枪杀而死。

一年后，根据马德里的命令，植物研究所的所有材料都被带到了马德里。除了有些丢失了，还有 5190 张彩色插图和 711 张图纸、48 盒植物标本，大部分是金鸡纳树的标本，以及许多手稿。穆蒂斯已经整理出 2 万多种植物，存放在马德里植物园（Jardin Botanico）的地窖里，共有 104 个大木箱。尽管近年来已经发表了一些著作，但穆蒂斯和卡尔达斯的许多目录从未公开过。

第七章　现代战争

美国南北战争

美国的南北战争（1861 年 4 月 12 日—1865 年 4 月 9 日）是美国的内战，也是美国历史上唯一的一次内战，参战双方为北方的

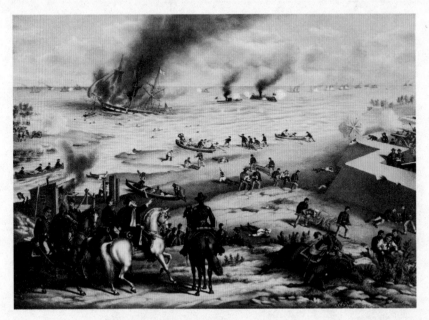

艺术家描绘战争的一个场面

156

"美利坚合众国"和南方的"美利坚联盟国"。历史学家认为这次南北双方的冲突,不仅是政治上和军事上的转折点;北方联邦的胜利体现了工业化对南方农业的胜利,而且在医学上也是如此。

这是一场双方都没有任何医学知识的条件下发生的大战。法国化学家路易·巴斯德(1822—1895)一直到这场战事结束,才认识到疾病是由细菌传染的;英国的约瑟夫·李斯特(1827—1912)则是受巴斯德的这一病原理论的启发,才发明出用石碳酸来消毒受细菌沾污的外科器械和外科医生的手;德国的细菌学家罗伯特·科赫(1843—1910)更是要到10年后的1876年,才证实某种微生物与相应疾病之间的确切因果关系。对于这场战争的双方来说,受伤的士兵如何会伤口腐烂到最后死亡,是一个全然不知的谜,双方都只是在野蛮地开打。就医学而言,美国的内战,就像发生在文艺复兴之前的中世纪,如一位观察家所描述的,是"不科学的医学思想的坟墓和疾病惊人威力的丰碑"。

19世纪60年代,流行病仍然在各地肆虐,麻疹、天花、伤寒很是常见。在所有传染病中,只有天花已被英国的乡村医生爱德华·詹纳证明可以通过疫苗接种预防,但仍然存在着争论,反对者仍然不少,尤其是宗教界人士。奎宁在美国的一些地区,尤其是在费城和密苏里州,虽被认为可以缓解疟疾,但在应用的剂量和用药的时间上,医生们常常还不能达成共识。

在南北战争时期,人们甚至对最基本的预防医学知识都十分缺乏,至于如何在军营中保持士兵们的卫生和健康,几乎没有做出过任何努力。当时,在训练营里集中了许多容易受感染的人,其中很多是年轻人和来自农村的人,他们此前可能没有患过儿童常患的疾病,像麻疹、腮腺炎等,少时患过之后便能终身免疫。因为从来没有患过,现在便会给他们造成重大损失。他们不注意卫生,因为怕脱裤子被人看到,而喜欢远远地去随意大小便,致使用水总是会被污染。

后来,这些不注意卫生的士兵还吃保存不佳的盐猪肉、陈腐的饼干和煮得很烂的蔬菜，造成严重营养不良，很难得到康复。战斗中受伤的伤口，实际上成为最适合坏疽和细菌繁殖的地方。战场上，大多数小武器的发射，速度如此之低，以致将士兵破烂制服上的肮脏的碎布片带进伤口，而又没有进行消毒，结果是任何骨伤都必须通过截肢处理，肠道损伤者差不多2/3死亡。医生也同样不讲卫生。南北战争中的一位将军这样描述一次典型的外科手术程序：外科医生站在那里，他们"袖子卷到肘部，露出的手臂和亚麻的围裙都沾满鲜血"，他们的刀都由牙齿咬住，要用时取下来，"迅速地在沾满鲜血的围裙上擦一两下，就开始切割起来"。这样，就造成严重感染。根据战后不久卫生总局的统计，战场感染造成的死亡人数令人震惊，北方军共220万士兵中，近27.5万人丧生；75万南军士兵，死者也达16.4万人。

不应忘记的是，每一次战役的死亡人数中，都有大量不是死于战伤，而是死于疾病，最常见的病因是肺炎、流感和支气管炎。特别是，疟疾的流行，也造成巨大的损失，尤其在早期。

从1861年起，北方的联邦军试图在大西洋沿岸建造一个桥头堡，主要是因为流行疟疾、伤寒和黄热病，这项工程被迫停止。1862年，联邦军陆军总司令亨利·哈勒克（General Henry Halleck）在密西西比州西部城市维克斯堡的部队，总数超过10万人，就是因为克服不了疟疾的威胁，无法控制密西西比州。

维克斯堡（Vicksburg）位于密西西比河畔，地势低洼，周围的大部分土地都是沼泽。下过大雨之后，水位升高，便容易发生洪水。1862年，从5月开始，大部分的战役期间，天气都异常干燥、炎热；洪水退去后，留下许多积水，是蚊子繁殖的理想环境。这地区的种植园主都报告，说那年夏天，他们的家人和奴隶都遭受异常严重的疟疾折磨，这疟疾大概就是当地居民传播的。当时，维克斯堡的疟疾死亡率，在23个南部城市中排名第二，甚至比新奥尔良还高。第十一阿肯色州军团的助理外科医生朱尼乌斯·布拉格（Junius

N. Bragg) 写道: "这肯定是我所见过的最不健康的地方。" 布拉格自己就患了三年疟疾, 一次又一次复发。哈勒克将军在 1862 年 6 月也说: "要是我们跟随敌人进入密西西比州沼泽, 我们的军队无疑会因此病 (疟疾) 而丧失战斗能力。"

他说得不错。部队虽然最终夺取了维克斯堡, 并控制了密西西比河, 但付出了巨大的代价。每一次, 他们

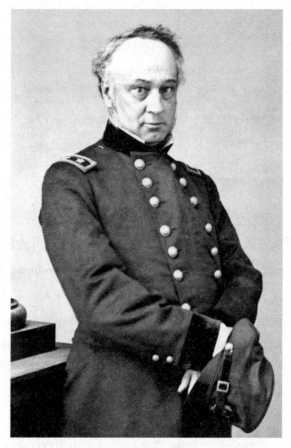

亨利·哈勒克将军

向南推进得越远, 士兵死于疟疾的也就越是普遍。许多人, 尤其是来自北方肯塔基州和康涅狄格州的, 从来没有碰到过这么多蚊子。到了那里之后, 几天之内, 他们就开始发病了。第一肯塔基旅一个月里就失去了 1/3 的人; 另一个团甚至不到一个月, 就从 900 人减少到 197 人。补充来的士兵, 6 月中旬是 100 人, 但到 7 月底, 就只剩下 3 个人了。那年夏天, 在维克斯堡的差不多每个团都报告说补给短缺, 最重要的还缺乏防治疟疾的奎宁。

当时, 当局仅是向北方的联邦军队发放了 595544 盎司的硫酸奎宁和 518957 盎司的金鸡纳提取物。这些数字的精确度, 说明军需官

159

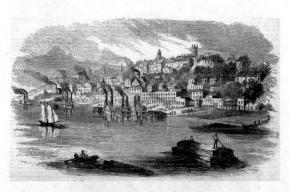

维克斯堡一瞥，1855 年

的效率和安排的妥帖。但是后来，奎宁已经耗尽，而补给又没有到，营地上的医生只好试图用辣椒、硝酸、威士忌，或者煮柳树皮来治疗疟疾。这些，自然不会有什么疗效。到南北战争结束，三卷本的《内战医学外科史》（*Medical and Surgical History of the War of the Rebellion*，1861—1865）的报道说，北军确诊的疟疾病例高达 130 万人，很大程度上都没有得到医治。

疟疾和防治疟疾的特效药在美国南北战争中的重要性可以想象。

远征瓦尔赫伦岛

1809 年 7 月 30 日开始，一支由 39000 名士兵、15000 匹战马以及野战炮兵和两辆攻城列车组成的英国武装部队，越过北海，登陆在荷兰西南部沿海泽兰省（Zeeland）的瓦尔赫伦岛（Walcheren），目的是协助奥地利人来攻击拿破仑法国的陆军和停泊在泽兰省弗利辛恩（Vlissingen）的法国舰队。

这是著名的拿破仑战争（1803—1815）中的一段插曲，在英国历史上，是一次最伟大的远征。雄伟的舰队由英吉尔海峡附近的 38 艘舰艇、36 艘护卫舰和 600 多艘其他舰艇组成，其中包括小型战舰、炮舰和运输工具。一支支桅杆上，飘动着一片片白色的帆布篷，在乐队演奏的国歌声中，像是一大片森林在移动。一位苏格兰士兵在日记中写道："我永远不会忘记那种辉煌的景象。这是离开英国海岸

160

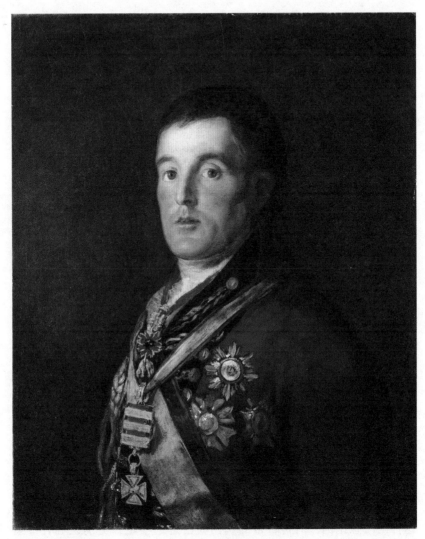

戈雅画的威灵顿元帅，1812—1814 年

以来最强大、数量最多的舰队。大海似乎就在这么多船只的沉重压力之下呻吟……"

如此盛大的部队调动，怎么能不被人知！事实上，大英帝国也并没有想要悄悄行动。

确实，还在起航之前，就有消息传到拿破仑的耳中。令人奇怪的是，这位法国皇帝的反应好像是满不在乎似的。实际上当然并非如此。拿破仑很了解瓦尔赫伦岛的情况。每当炎夏到来的时候，那里的那些肮脏的宅地，满是泥浆的沟渠、堤坝以及沼泽，都会传播发热病——疟疾。他在写给一位指挥官的信中说："不要对英国人吹牛。……英国人一定会被击败。我们只有利用发热病来对付英国人，这病很快就会使他们全都死掉。一个月内，他们将不得不回老家。"

只是甚至连最受信任的指挥官都不知道什么时候拿破仑才会亲自下令让堤坝决口，引发荷兰的斯海尔德河（Scheldt）整个河口泛滥成灾，成为蚊子幼虫孵化的理想环境，造成欧洲前所未有的最严重的疟疾流行。

远征队虽然对这次出征很有信心，但对粮食和医疗用品都没有足够的考虑。这在当时并不奇怪。在那个时候，没有专职的医疗队，医师没有军衔，外科手术是一项可怕的活儿，没有乙醚、氯仿这类麻醉剂，没有现代的抗生素。四肢受了伤后，大多是被截肢来解决的，顾不到病人在剧痛中呻吟，将近 2/3 的手术病人都不是死于伤口，而是死于感染。虽然如此，但是直到 18 世纪末，相比之下，最大的杀手还不是敌人的枪弹和手术刀，甚至感染，而是痢疾、伤寒和疟疾等传染病，使人成批地倒下和死亡。

对于前往瓦尔赫伦的远征队来说，纵使按照当时的标准比较，医疗条件也很差。且不说别的医疗装备，仅说是在 40000 名官兵中，只有 33 名受过一些训练的医务人员，加上 30 名未经训练的助手，这样的医患比例，对付日常的病伤就已远远不足，更别说若有传染病流行了，尤其是当地的卫生条件。一位随军去往瓦尔赫伦的医生约翰·韦伯（John Webb）曾这样描述泽兰省不健康的环境：

……每一条通往大海的运河，底部都被一层厚厚的软泥所覆盖，当潮水冲过来时，会散发出一种最令人厌恶的臭气。每条沟渠都是污水充溢，水中有很多处在腐烂状态的动植物残体……大约 8 月中，该国的地方性疾病，传染性和间歇性发热病就开始忽轻忽重地出现了……据统计，每个病季都会有近三分之一的居民遭受这发热病的袭击。

尽管韦伯说到有这种情况，但是开赴瓦尔赫伦岛的部队只有一天剂量的秘鲁树皮，这可是抗击间日热的基本药物之一，有些船上甚至根本没有秘鲁树皮。韦伯本人便是没有得到这一药物医治的人之一。几天后，他就抵挡不住发热病，结束了他在军队从医的一生。

最糟的是 8 月的第一星期。下起雨来了，大风从北海吹来，雨水倾泻而下。仅是将部队运送到岸上已经费去大量的精力和时间，也就几乎考虑不到其他必需的装备了。

就在这个关键时刻，8 月 10 日，拿破仑下令设法将海堤决口。于是，到了夜幕降临之时，英军正在建造枪炮和迫击炮平台的沟渠中，积水上升了 3 英尺。雨水加重了洪水的泛滥，使得整个岛屿都似乎已经被吞没了。

果然，紧接着，似乎发热病突然出现了。因留下一部回忆远征瓦尔赫伦岛的著作而闻名的步枪兵哈里斯（Riflemen Harris）写道：

> （我想，）不到一个星期，一场可怕的灾祸突然来了我们这里。我第一次看到它是，最先是有一天，我坐在临时营舍里，我见我们街上的一队步枪兵因为发热病而走得摇摇晃晃的，几乎走不动路。这些服役不久健康强壮的年轻人，突然之间体力好像都变成婴儿似的，无法站正，全身从头到脚都在发抖。
>
> 我所属的连队被安置在一个草棚里，我很快就注意到，几乎没有人对送给他的面包或格罗格酒（grog）有食欲，虽然每人每天都有 1 品脱杜松子酒的定量。事实上，我应该说，从登陆那天起，大约三个星期里，只有我和另外两个人能够自由站立。

随后，疾病就开始传遍全军，情况甚至严重到每隔三四个小时就会有人死亡。许多士兵都感到惊恐。为了减轻埋葬次数过多造成的恐慌，指挥官下令在黑夜里进行，不点蜡烛，不打手电，并彻底废除通常与士兵告别的有关葬礼，禁止乐队演奏音乐。

虽然为时已晚，也曾做出过某些努力来阻止疾病的传播。军官向士兵们讲解为什么吃未成熟的水果、夜晚在露天睡觉、在沟渠里钓鱼和涉水等具有危险性。一位将军建议他营的士兵每天起床、早餐、晚餐和晚上各喝四杯白兰地。一些睡在甲板上的水手也病了。其中一个说："到了早晨，我们发现自己被裹挟在从地面升起的寒冷、蓝色的沼泽水汽之中，没有衣服遮盖，实际上这水汽似乎要渗透进身子里了。"另一个水手补充说：

> 夜晴朗而寒冷。淡淡的白色的雾气似乎一直在扩散，覆盖在我们所躺着的低地上，就像在清晨看到的那样，直到太阳升起，但却更加浓重。我感到很不舒服。我觉得，我这两个小时（的值班），长得好像永远到不了头。我不能自由呼吸。第二天早上，我有时会发热；过后就战栗，发寒热。我站不起来，走不了路。医生告诉我，我是患了地方病。我被送进了医院。我这病和数以百计濒临死亡的人一样。

到了 8 月 27 日，即从疾病首次爆发后短短两个星期，已经有 3400 人被染患病；到 9 月 17 日，8200 名士兵染病，每星期有 250 人丧生。

据哈里斯所说，到 9 月初，第 95 步枪队的病人名单上已有 560 人了。团部的外科医生因为过于劳累，也越来越难以照看他们所有的人。病人又如此零零落落的，以致哈里斯和一个名叫布鲁克斯的同伴只好安排自己在码头旁的"岗亭"里，在这里"给那些来这里找他的隔日发热的人提供药片"。如有秘鲁树皮，他们也会发放，混上葡萄酒来冲淡其苦味，盛在牛角杯中。

医学史家认为，这种被称为"瓦尔赫伦热"（Walcheren fever）的疾病，在当地早就存在，但是直到差不多近两个世纪，都很难准确地诊断出是一种什么病。一位陆军准将在视察过瓦尔赫伦岛之后说："这是一个定会使部队掉入其中的陷阱，难以表述的肮脏和发臭，令人震惊。"人们夏天不得不生活在这种条件下，似乎立刻就会染上几种不同的疾病。有几位作者说，"这只有在监狱里才会碰到"。

绝大多数的士兵都抱怨说自己发热、颤抖，脾脏又肿又硬，称为"疟脾"（ague-cake），会经常复发。一位士兵在日记中这样描述自己的病情："首先，脑子里总是弥漫着没精打采的情绪。腿脚冰冷，逐渐冷到背部，遍及全身。随后就冷得发抖，牙齿打战，接着就极度的口渴。"

根据这些症状，加上秘鲁树皮在治疗上的效用，表明这是地方性疟疾，招致没有天然免疫力的外来人员大量死亡，如一位观察家说的，使"大英帝国泪如雨下"（deluged the British empire with tears）。

战地上的陆军指挥官对战士们的情况反应比较迟钝，部分原因是很少有医生和他们的助手亲上战地，后来他们自己很多也病了。慢慢地，随着病人数量一天天增加，恐慌情绪也与日俱增。

8月末，军医总监提出，不妨以适当的薪水和津贴，寻求伦敦医院里的外科医生及其主要的学生来为部队提供援助，但是遭当局的拒绝。到9月初，他又提出请求其他医疗援助，说是再也"不能延误下去"了。在接下来的一个星期里，他强烈要求立即采取措施，提供运输工具和医疗用船。战争部长卡斯尔雷格勋爵（Lord Castlereagh）宣称，已经"尽了一切努力"，他抱怨，"为如此突然和如此广泛的灾难立即提供充足的供应，是有困难的，虽然也不是没有可能"。

但等到大批的士兵被送回"英格兰清新的大气"中间，将患病的人安置到住房、教堂和仓库里时，其中很多都已精疲力竭。床上用品十分短缺：在一个 12 平方英尺的房间里，住了 15 个人，其中 12 个患病，却只有两条毯子。还有那些待在肮脏的海滩上，要可怜巴巴地躺上数个小时，等待把他们送回英格兰的士兵。哈里斯回忆说："这些可怜的家伙费尽全身的精力前去上船。他们互相搀扶，很多都像婴儿似的没有自理能力。在船上，事情也没有解决，他们是死得如此之快，一天就会死 10 人至 12 人。"

到 9 月中，在瓦尔赫伦的部队，死于发热病的已有数千人之多。哈里斯和他的朋友在码头分发药品。

任命詹姆斯·麦格里戈爵士（Sir James McGrigor，1771—1858）为军医总监是瓦尔赫伦灾难的转折点。

麦格里戈是苏格兰医师，1793 年以外科医生的身份加入军队后，重视部队中的设施建设，先后曾处理过斑疹伤寒、黄热病、鼠疫、疟疾等传染病，受到陆军元帅亚瑟·威灵顿（Arthur Wellesley Wellington，1769—1852）的注意。传记作者描写说，麦格里戈前额高高的，呈圆顶状，鼻子长长的，视野开阔。他富有远见，比任何人都了

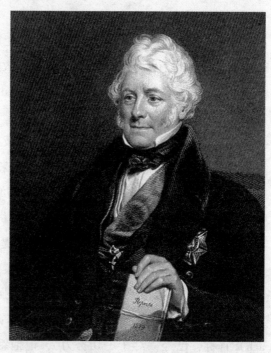

詹姆斯·麦格里戈爵士

解军队医疗管理部门需要进行多大的改革，被认为是英国医疗部门的改革家和陆军医疗队的创始人。

当麦格里戈于9月下半月到达泽兰进行检查时，他对所发现的一切感到十分震惊。到处都是病人，有些人甚至没有毯子取暖就躺在地上。他写道："在检查药店和杂货店时，我发现最需要的物品都空空的。秘鲁树皮的消耗量大大增加了，但店里的存货极少。"麦格里戈一次又一次给伦敦的军医总监写信，恳求他急速寄新鲜的秘鲁树皮来。他后来说："但在寄到这里之前，我们这里几乎完全没有这一有效的药物。"

得知库存秘鲁树皮只有可供两天的用量了，而国内的树皮还得等一个星期才能到达。于是，麦格里戈就向当地的居民放话，说他有黄金，准备购买任何品种的秘鲁树皮。不久，他被告知，一艘"冒险家号"的美国船只已到达这里，船上有供应给军队的香槟和干红葡萄酒，另外还有几箱秘鲁树皮。麦格里戈下令立即将全部货物购下，共1460磅。这才使他渡过难关，直到他订购的大批货物发送到濒临英吉利海峡的迪尔（Deal），然后打包运到瓦尔赫伦岛。

麦格里戈意识到部队需要紧急医疗救治，并决心尽可能多地将病人送入医院。同时，他还决定要在可行的范围内，对部队做一次大规模的医疗转移，也就是撤退。

到了9月底，已经征得了140多艘船只来运送患病的士兵。但是安排这些人却不是一件容易的事：有近9000人不会自己行动，需要他人帮助。从英国来的运输船只抵达后，将病员拖到甲板上，给他们分发金鸡纳树皮药剂。越过英吉利海峡后，这些病人便"像一袋袋面粉"一样被抬到英国海滩上，其中有一些病人却一着陆就死了。另外的还要等待数小时甚至数天，才能进医院。

在英格兰，有这么多发热新病人突然涌入，使医院不堪重负，不知如何处理。哈里斯发现自己"躺在船首楼内的病人中间"，境遇几乎差不多和在战地一样的糟。他被收治入了肯特郡临英吉利海峡的海斯(Hythe)镇的医院。他的那个病房，死的出去，活的进来，一次又一次，共被塞进 11 个人。所有的死者都被送到当地的墓地。"等我出院去墓地看他们的墓时，"哈里斯说，"我看到他们

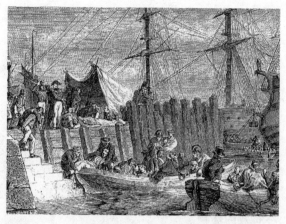

患病的英军撤离瓦尔赫伦岛

分两行躺在那里。因为他们生前是有级别的，现在死了也按类似的级别躺在那里。"

如此种种，都使医学史家不得不感叹："英国军队永远不会忘记其在瓦尔赫伦岛遭遇的疟疾，不会忘记因缺乏足够的金鸡纳而陷入的危险。"

从部队开始发现疾病之后的四个月，已有 12000 多名士兵被遣返。哈里斯是侥幸活下来的数千人中的一个，但在他此后的一生中，健康从未得到康复。医生将大部分人的死归因于是脾脏肿大——慢性疟疾的典型症状。哈里斯也说到他的脾脏一侧"大得可怕，而且多年之后肚子都特别的大"。

哈里斯出院之后退休，以每天六便士的养老金在大伦敦索霍区的里士满街（Richmond Street，Soho）干他的入伍前最早所从事的老行当——做一个鞋匠。几年之后，他认识了牛津郡的一位原是轻步兵团的领半薪的军官——亨利·柯林上尉（Captain Henry Curling）。柯林请哈里斯讲讲他曾参与的半岛战争和瓦尔赫伦远征的经历，最后帮他写下一部回忆录，以《步枪兵哈里斯回忆录》（*The Recollections of Rifleman Harris*）为题于 1848 年出版。这是一部以普通士兵，而不是以往常有大人物的亲历，来回忆战事的书，无论从军事史或

是医学史上说，都具有特殊的意义。

第二次世界大战

直到 20 世纪 40 年代，奎宁仍然是世界上防治疟疾的唯一药物。但是由于对它的应用没有获得统一的认识，而常被误解。要不是第二次世界大战中因缺乏奎宁造成的灾难，此种情况可能还会一直存在下去。

最初，美国参加太平洋战争的将军们对疟疾没有引起重视，虽然当时已有数十支部队深入到新几内亚、菲律宾和其他流行疟疾的丛林和沼泽地。疟疾专家保罗·拉塞尔（Paul Russell）想到疟疾的可怕，曾找过美国正在新几内亚的陆军领导人，呼吁要特别关注疟疾的预防。他们一口气消除了他的担忧。但他们没有考虑太多意见。

其中一位说："要是您想在战时跟蚊子玩，请回华盛顿，别浪费我的时间。我忙着准备与日本人作战。"

在华盛顿，美国政府感到已经有了充分的准备，因为到参战时，美国已经储存了 600 万盎司的硫酸奎宁，并且制订好计划，通过协调金鸡纳交易的基那局（Kina Bureau）和海外如美国控制的菲律宾的金鸡纳种植园，来增加美国的奎宁的供应。如 1921 年，菲律宾总督曾以 4000 美元从荷兰购得一瓶富含奎宁的金鸡纳树种，然后将其种植在棉兰老岛的菲律宾南部。到 1941 年，棉兰老岛种植园每年可生

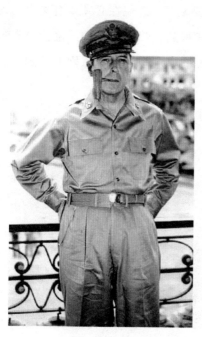

麦克阿瑟将军

产大约 2000 磅奎宁。但是后来，因为战争爆发，德国入侵荷兰，下令劫持阿姆斯特丹的奎宁商行，送往柏林。后来，1942 年，日本入侵印度尼西亚，并控制了爪哇的金鸡纳种植园，以及锡、橡胶和其他热带资源。于是，短短的几个月内，世界上 95% 的奎宁就都落入敌人手里。

随着奎宁的流失，疟疾在军队中肆意蔓延。在巴布亚新几内亚，疟疾造成的伤亡是战争中死亡的四倍，澳大利亚士兵中死于疟疾的人高达 70% 以上。1942 年末，每次派往所罗门群岛瓜达尔卡纳尔岛的美国士兵，个个都死于疟疾。在澳大利亚任西南太平洋盟军总司令的道格拉斯·麦克阿瑟将军告诉保罗·拉塞尔说：他的战士中，三分之一是死于疟疾，三分之一处于恢复之中，只有最后的三分之一才真的可以参加战斗。总的来说，疟疾使 60% 的盟军在东南亚患病。

美国商行里的奎宁库存已经完全枯竭。著名的《哈珀斯》(*Harper's*) 杂志抱怨说："如果您需要奎宁，您现在必须要有医生的处方，而纵使有处方，您可能也只能得到金鸡纳树皮的浸液，没有奎宁可以给您。"到 1942 年底，印度的疟疾病人已经急剧上升到一亿人。

最著名的疟疾流行病出现在巴丹岛。

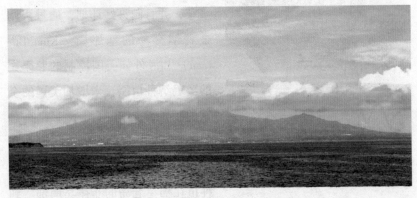

从马尼拉湾看巴丹半岛

170

巴丹岛（Bataan）是菲律宾中部的半岛，将马尼拉湾东部与南海隔开。半岛长约 50 千米，宽约 25 千米，面积约 1370 平方千米，大部为丛林地带。

由于当时美国高层决策给予大西洋—欧洲战区优先权，太平洋战区的作战计划只是以有限的可用资源牵制住日本，致使在菲律宾作战的美军得不到人力、物力的补给，尤其是部队处在热带丛林，都被染上流行的疟疾，病患人数高达 85%。更麻烦的是，在孤立的状态中，没有足够的特效药奎宁来维持病人的治疗，更谈不上可以用作预防。坚持到 4 月 9 日，士兵们体力憔悴、极度疲惫又饥饿不堪，他们在吃了自己的马之后，又不得不捉蛇、猴子或大蜥蜴来充饥，致使 15000 名美国士兵和 66000 名菲律宾士兵成了日军的俘虏，日本人强迫他们进行 100 公里的痛苦路程去往监狱营。这是美国和菲律宾军事史上的一次最大的投降。

此事使美国国会的议员们感到十分恼火甚至愤怒。因为如《纽约时报》所指出的，巴丹半岛的陷落，"不是因为弹药殆尽，而是因为奎宁已经耗尽"。

于是，盟国政府通过其他方法加强对疟疾的控制。麦克阿瑟将军任命保罗·拉塞尔为美军的首席疟疾专家。拉塞尔给疟疾地区的每支战斗部队分配 200 个控制和调查组，每组 10 多个人，得到充分的物资供应。《美国陆军

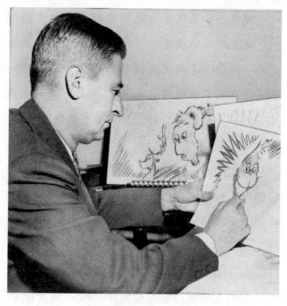

卡通画家和诗人盖泽尔

171

报》特别提醒士兵，平日里，要将卷起的衣袖放下来，以避免蚊虫叮咬。武装部队广播电台还播报了许多防止疟疾的信息，以至部队称这家报纸是"蚊帐"。甚至著名的同属作家、卡通画家和诗人西奥多·苏斯·盖泽尔（Theodor Seuss Geisel，1904—1991）都为疟疾的问题发挥他的才能，制作动画片，于1943年由美国陆军分发的一部演示疟蚊的片子中，盖泽尔这样说——

> 她叫安妮，她会喝血！安妮夜里四处走动（一个很喜欢聚会的女孩），口又很渴。没有威士忌、杜松子酒、啤酒或者朗姆可乐可以给她喝……她便喝美国兵的血……永远不要给她有这样一个机会。她会让您觉得一下子像是森林的大火，一下子又像一月的雪暴……在安妮出没的夜晚洗澡和游泳真是自找麻烦。佩面罩，绑起腿，戴手套，把卷起的袖子放下，看起来像是女孩子气，不太舒服，但是，一个因为疟疾而发冷的小伙子，就像一具死尸那样的僵硬。现在，如果您真的想找麻烦，并且不想错过，那就在某个晚上到本地最近的那个村子去。这个地方是糟透了，一个个满腹全是病菌的胖胖的小安妮正坐在那里等着您。她们存有从家乡的男孩和女孩那里得来的疟疾虫子，当她们找到一个新的傻瓜时，她们便会将这东西给他。

与此同时，科学家们也急忙工作，筛选出数以万计的化合物，希望可以替代他们所失去的奎宁这一神奇的药物。这项浩大的工程开创了人类抗击疟疾的新篇章。结果是德国的法本化学工业公司（I. G. Farben）最先发明出抗疟药奎纳克林（Quinacrine）和氯喹（chloroquine）。

奎纳克林服后能在血液中持续一周，能杀灭红细胞内的疟原虫。但它会使皮肤发黄，有时还会引发头痛、眩晕等不良反应。氯喹的作用也像奎宁一样，能杀死红血细胞球中的疟原虫，而且在血液中的持续时间更长，副作用微不足道。

大战结束后，法本公司由盟国当局管辖，它原来所属的各企业被撤销或分解，旨在"防止任何对德国邻邦或世界和平的威胁"。于是，氯喹开始由世界各地的制药商生产，并廉价进入全球市场。名流们喜欢在他们餐桌上，在靠近调味品的地方放一瓶氯喹。美国制药公司于1947年开始推广氯喹，声称它的效力是奎宁的8—32倍。人们似乎都相信他们的话。在非洲，氯喹已取代阿司匹林，成为医治发热病，甚至止痛的首选药物。世界卫生组织的何塞·纳杰拉（Jose Na'jera）回忆说，氯喹受到顶级疟疾专家的推崇。"据说，应该把它看作一种商品，而不是一种药品。"专家们甚至认为，不必在服用氯喹之前去诊断是否是疟疾，这种药可以在家里作为"假定治疗"（presumptive treatment）来服用。

氯喹的时髦使古老的植物遗产——神圣奎纳克林奎宁变得不为人知了。

考虑到对奎宁怀疑和不信任，麦克阿瑟将军指示澳大利亚军队的医学主任尼尔·汉密尔顿·菲尔利（Neil Hamilton Fairley）提供奎纳克林疗效的确凿证据，尤其是在战时使用该药物

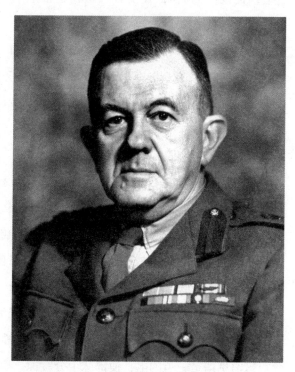

尼尔·汉密尔顿·菲尔利

的条件下。

于是，菲尔利在澳大利亚昆士兰州东北部植物茂盛的港口城市凯恩斯（Cairns）进行了一系列凶猛的艰苦的人体实验。他聚合了数百名志愿者，其中包括犹太难民和受伤的士兵，有意让他们染上疟疾，然后严格服用奎纳克林，看这种药物在预防疾病方面的功效。他还并不满足于此。他让数百名志愿者被感染的蚊子叮咬，并在短短几天内，几乎不吃不息地行军200多公里，再给他们注射肾上腺素和胰岛素，然后让他们集中进了当地肉制品厂的冷冻室。结果证明，奎纳克林缓解了实验引发的疟疾，即是说这种药物有效。

但是菲尔利在进行这项实验前，并没有对志愿者说明实情。一位幸存下来的受试者说："他们从未告诉我们任何情况。"另一位幸存者回忆说："起初，我没有意识到这很危险……我想这是一次冒险，所以我去了。"

1944年，菲尔利在昆士兰的阿瑟顿举行的一次高级军事会议上宣布了这项实验的结果。澳大利亚陆军卫生服务局局长称："现在已经有足够的证据向你们证明，这种疾病可以被你们所控制。……特别是服用阿特布林（Atebrin，奎纳克林的商标名）之后，我可以毫不犹豫地说，先生们，现在就看你们的了。"

几个月后，超过17000名澳大利亚士兵在新几内亚北部海岸登陆时，就毫不含糊地应用奎纳克林来预防疟疾，得到最高当局的认可。从新几内亚的情况来看，很难想象军队能够不要奎纳克林，因为尽管周围有成群的疟蚊，士兵仍能保持数月健康无恙，否则不得不面临撤退的威胁。

但是，大约三个月后，当部队开始沿着海岸前进时，他们奎纳克林的抗疟疾的效果却不知怎么减弱了，350名士兵染上了疟疾。

这消息像是一道闪电，使部队十分震惊。

虽然没有人特别喜欢服用奎纳克林，但是菲尔利怀疑，奎纳克林没有疗效并不是药物本身的问题，而是士兵们没有服药。部队的指挥官史蒂文斯少将（Major General E. S. Stevens）宣称"菲尔利准将……是世界上最著名的疟疾学家"。他毕生都致力于研究这种疾病，进行了人类历史上最广泛的调查和实验，由此明确宣布，每天服用一片阿特布林，即可抑制疟疾。认为他不准确就太冒昧了，我们不能削弱对他的缺位的信任。

为了恢复这一药品的声誉并予以保护，史蒂文斯宣称，不仅士兵必须排队服用阿特布林，而且指挥官还要亲自将药片放到自己的口中。士兵们喝些水吞下之后，他们还被要求"大声喊出"他们的名字；最后，为了毫无疑问地证明药片真的已经从喉咙咽下，他们还得张开嘴接受检查。此外，士兵们还被禁止脱下长袖衬衫、裤子和靴子。从黄昏到夜幕降临，每两个小时，就会吹响哨子，要他们在未洗过的衣服和皮肤上再涂一层驱蚊剂。

虽然如此，但是疟疾仍然十分猖獗。每周，还是有 70 名士兵因为此病倒下。一天，一位受恶性疟原虫感染的中校病得很重，不得不让他撤离，以免传染他人。

军官们一定觉得，新几内亚部队是蓄意抗拒指令。后来发现，情况原比想象的更为严重。原来他们不仅服用奎纳克林，简直是沉迷于这味药之中，服下推荐量的两倍，他们采取了预防疟疾的措施，还将该药用于止痛。一名参战的军官说："战士们比阿司匹林更喜欢（奎纳克林）来治头痛。"

那么到底是怎

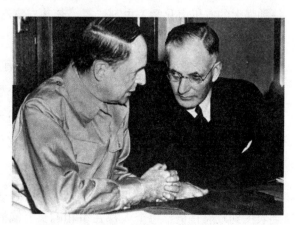

麦克阿瑟（左）和澳大利亚总理约翰·卡廷

么回事呢？

最后，菲尔利赶到现场，将一些被感染的士兵撤离到凯恩斯去研究。他想，也许是奎纳克林没有被吸收，也许部队被某种新的、更具致命性的疟疾所感染，也许他们根本没有染上疟疾，而是为别的什么病所困扰。菲尔利研究了他们的血液，相信他们确实服下足够的奎纳克林，并查明了袭击他们的病原体。

回到凯恩斯后，菲尔利发现九名士兵中至少有七名被疟疾寄生虫感染。但是他们的静脉中都有奎纳克林在流动，使所有的人都无法相信。对这一发现，一位疟疾学家后来写道：这"在人类抗击疟疾的历史上没有先例"。

明显的结论是，疟疾寄生虫已具备规避奎纳克林杀伤机制的能力。也许是寄生虫的一种类型已经发生突变。大多数士兵本来就对恶性疟原虫没有免疫力，所以寄生虫在他们的体内能够大量繁殖，从而为突变提供充足的机会，虽然这种突变的概率只有十亿分之一。也可能是这种寄生虫一直存在耐药性，直到奎纳克林出现前才被发现。

大多数患者对疟疾都感到束手无策，直到瑞士化学家保罗·赫尔曼·米勒（Paul Hermann Müller，1899—1965）在 1939 年发明出一种强大的有机卤化学杀虫剂二氯二苯基三氯乙烷（dichlorodiphenyltrichloroethane），也就是滴滴涕（DDT）。

滴滴涕作为多种昆虫的接触性毒剂，具有高毒效，作用持久，又相对稳定，其毒性对虱子、跳蚤、蚊子等小型冷血动物具有特殊的作用。它不会溶于水，这就意味着滴滴涕粉末即使撒在人体皮肤上或被吸入，对人也没有明显的影响，说明它可以在环境中持续数月之久，发挥其毒性。

1945 年 8 月，美国政府允许将少量 DDT 供民用后，从家庭主妇到农民到政府官员，每个人都在争相购买。滴滴涕的销售额从 1944 年主要由军方购买的 1000 万美元猛增到 1951 年的 1.1 亿美元以上，主要销给农民。农民喜欢它。美国农业部的西弗特·罗维尔（Sievert Rohwer）热情地说："昆虫学史上从未发现有一种化学物，像滴滴涕那样为人类缓解昆虫的问题提供希望。"《纽约时报》称赞这种"陆军的杀虫粉剂"（Army's insect powder）是一种"使昆虫致命"而"对人无害"的神奇化合物。其他许多人则将滴滴涕比作救命的青霉素。美国农业部长说，他的梦想是，将滴滴涕和其他杀虫剂播种在云层里，使这种化学物随雨而下，起到杀灭害虫的作用。

但是，许多昆虫都能繁殖出抗滴滴涕的种群，而且滴滴涕高度稳定，能积累于昆虫的体内。于是，当这些昆虫成为其他动物的食物后，那些动物，特别是某些鸟类和鱼类则因中毒而被危害，使世界变得有如蕾切尔·卡森（Rachel Carson，1907—1964）所说的没有鲜花盛开、没有百鸟齐鸣的"寂静的春天"。20 世纪 60 年代起，滴滴涕的用作杀虫剂的价值已急剧下降，与蚊子传播疟疾的斗争仍是一个长期的任务。

第八章 防治（下）

金 鸡 纳

1663 年，热那亚医生塞巴斯蒂亚诺·巴多（Sebastiano Bado）披露了一件他从一位长期生活在秘鲁首都利马的意大利商人那里听来的故事。他写道，秘鲁总督的妻子钦琼伯爵夫人（Countess of Chinchon）因为染上三日热，病了，"此病在这一地区不仅经常发生，而且都很严重，有危险性"。他接着说，伯爵夫人就要病死的传闻传遍利马全城，甚至传到今日厄瓜多尔南部安第斯山麓的洛克扎（Loxa）。当被告知伯爵夫人的病情后，利马的省长堂·洛佩斯（Don Francisco Lopez）立即给她丈夫写了一封信，向他推荐他所知道的一种由当地一种树的皮配制出来的神奇药物，说这药可以医治她所有的疾病。总督接信后，请省长带这药给他。伯爵夫人热切地服下这药，巴多说，"使所有人都感到惊奇，她的病就治好了"。

当利马人得知伯爵夫人竟如此神奇地康复，便都来恳求伯爵夫人帮助他们，因为他们经常患这种发热病。伯爵夫人马上表示同意，她不但告诉他们这是什么药，还下令将省长送给她的这药，分发给穷人和病人。为表示感激之情，人们将这种药物命名为"伯爵夫人的药粉"（the Countess's Powder）。

300 年来，这个诱人的故事一直被看作发现世界上第一种药物的真实版本为众人所接受，并通过这位令人尊敬的伯爵夫人传到欧洲。故事还引发出各种各样的虚构文学作品，只是这些作品，大多如今都已被遗忘。当年有一部著名的作品《祖玛》（Zuma），是德·金利斯伯爵夫人（Countess de Genlis）在 1817 年创作的。在这部作品中，总督家里的一位印第安女仆透露说，她的女主人

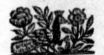

塞巴斯蒂亚诺·巴多的著作

钦琼伯爵夫人患上疟疾时秘鲁树皮起到特殊的用途。有关钦琼伯爵夫人的传说的其他版本，还有匿名作者冯·霍恩（W. O. von Horn）写的描写发现奎宁的德语小说《秘鲁人瓦尔马》（Hualma, the Peruvian），和西班牙诗人、佛朗哥将军喜欢的国歌的作曲家何塞·玛利亚·佩曼（José María Pemány Pemartín，1897—1981）的剧本《圣洁善良的总督夫人》（The Saintly Vicereine）。《圣洁善良的总督夫人》作于 1939 年，曾为热情的欧洲观众演出了一段时间，作为第二次世界大战即将发生之时夜晚的娱乐，但不久也很快就无声无息了。

但是，伯爵夫人的这个诱人的故事是完全不真实的，它存在一个不可逾越的障碍。

1934 年，医学史家贾斯特在马德里出版了一册著作《规那树发

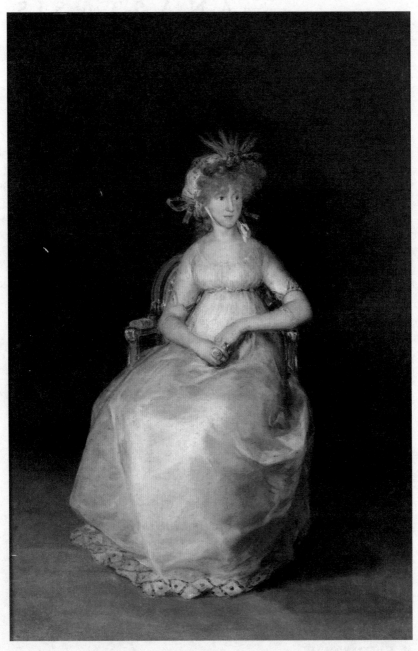

著名的钦琼伯爵夫人像

现史》（F. J. B. Juste：*Hristorta del Descubrirmiento de la Quina*）。

　　据作者研究，1629 年至 1639 年任秘鲁总督的钦琼伯爵，他的妻子唐娜·安娜·德·奥索里欧（Dona Ana de Osorioy Manrique）不可能是使用规那树皮治愈疾病的那个伯爵夫人，因为她于 1625 年 12 月 8 日就在西班牙去世，那是伯爵被任命为总督的前四年。作者设想，传说中的或许是伯爵的第二任妻子唐娜·弗朗西斯卡·恩里克兹·德·里维拉（Dona Franciscay Enriquez de Rivera）。她在 1628 年嫁给伯爵，1641 年 1 月 14 日在哥伦比亚的卡塔赫纳去世。但作者没有找到她在 1629 年至 1641 年去过欧洲的有关记载。

　　近年一册出版于 2003 年的研究著作《奎宁：疟疾和寻求一种改变世界的治疗》（Rocco Fiammetta：*Quinine：Malaria and the Quest for a Cure That Changed the World*）也认为安娜·德·奥索里欧的故事不真实。作者说，事实上，钦琼伯爵夫人在 1641 年 1 月 14 日从秘鲁回马德里的途中突然在卡塔赫纳去世。虽然她丈夫的日记显示她此前很少生病，尤其是从未生过任何类似于疟疾的疾病。疟疾很可能袭击钦琼伯爵这位秘鲁总督本人，而且不止一次，甚至他回到西班牙之后，似乎还患过此病，只是都及时康复了。而且伯爵的秘书安东尼奥·苏亚多（Antonio Suardo）留下的记载详情的日记也没有提到过有关规那树皮这一神奇药物的事。

　　虽然如此，有关安娜·德·奥索里欧伯爵夫人奇迹般治愈的神话仍一次次地被重述。这大概和 17 世纪初规那树皮真的具有奇迹般的疗效这一事实有关。医学史家解释说，疟疾、沼泽热或者当时所谓的发热病，是一种人们茫然无知的疾病，一直祸害欧洲人好几个世纪。但在南美洲一座山脉的茂密的大森林中，发现有医治此病的药物。当时还没有"疟疾"这个词，也没有人知道间日热、三日热等的发热病是怎么回事，人怎么会得这种病，更不用说如何治疗；甚至在他们最终得知规那树皮时，开出治疗处方的医生和药剂师也并不真正了解此药是怎么起作用的。人们感到的就是规那树皮的神奇，因而也就必须要有一个神奇的传说。这就是故事产生的原因。

虽然没有充分的证据，有些南美的民族主义历史学家坚持认为，西班牙的征服者一定从印加人那里得知了金鸡纳医治发热病的性能。不错，当地的印第安人确实熟悉许多植物及其毒性和治病的性能，但是没有证据支持说他们也知道金鸡纳树皮可以治愈疟疾。西班牙征服者 1532 年首次到达秘鲁后的一个世纪里，很多人回国后都写到有关这个国家的情况，但是他们当中没有一个人提到过金鸡纳。其他的历史学家坚信，印加人出于对西班牙占领者的憎恨，有意隐瞒了有关神奇的金鸡纳树的秘密。这在理论上说是可能的，但从征服者与他们在南美遇到的当地居民之间接触的程度和复杂性来看，这样的事实也不大可能。

实际情况是，许多秘鲁人可能根本不知道存在有金鸡纳树皮的事，至少是不知道它还能治疗疟疾。金鸡纳树生长在安第斯山高处山麓丘陵的一小片地段上，虽然自克里斯托弗·哥伦布时代以来，秘鲁就已有疟疾存在，而且像非洲这样的海拔较低的地区都有疟疾，但是多数生长有金鸡纳树的高地却没有疟疾。

根据当代书面记录，居住在安第斯山脉的印第安人有时会喝一些金鸡纳树皮泡制的饮料，以防止发寒热。但是，只有在第一批征服者到达新世界一个世纪之后，才发现它还可以治愈沼泽热或三日热。这可不是当地的印第安人，而是卡兰查、科博、埃雷迪亚等欧洲人发现的。

可是，有关"伯爵夫人的药粉"的故事仍然在继续流传。

伯爵夫人的医生德·维加在夫人回国之后不久也回到了欧洲，也带去这一药物。但是，当时的西班牙的医生们，或是没有奉行"一心为患者"的《希波克拉底誓言》，或是因为贪婪而破坏了这誓言，总之，他在塞维利亚就将他带去的这些伯爵夫人的药粉以每磅100 里尔（1 比索约等于 8 里尔）的价格出售。

13 年后，规那树皮的名气更大了。1653 年，奥地利奥波德大公的医生让-雅克·奇夫莱特（Jean-Jacques Chifflet，1588—1660）就曾经写到这种药物在当时是多么的需要："这种长在秘鲁王国叫热病树（Lignum febrium）的树皮，它的用途主要是它的树皮。最近几年它被输入西班牙，并从那里发送给耶稣会士、罗马的约翰尼斯·德·罗戈枢机主教（Cardinal Johannes de Lugo）。"德·罗戈枢机主教胡安 1583 年 11 月 25 日生于马德里，1643 年 12 月 14 日被教皇乌尔班八世任命为枢机主教，1660 年 8 月 20 日去世。

利奥波德大公曾在上年患过两次发热病，第二次发作时，他拒绝服用规那树皮研成的粉，于是也就死了。对于大公的死，后来出现争论，有些医生认为，服用规那树皮药粉使发热病得到缓解；但另一些医生坚持说，服用这药粉后，"使体液凝滞"（fixed the humour），致使病体复发。

1659 年，比利时卢万的医生罗兰·斯托姆（Roland Sturm）在一篇关于应用规那树皮的论文中说到，在安特卫普和布鲁塞尔，规那树皮有一个别名，叫"耶稣会士的树皮"（Pulves jesuitcus），因为耶稣会神父们都免费给穷人使用树皮的粉剂，但对富人，则要用金子来购买。此外，规那树皮当时还有"秘鲁树皮"和"秘鲁解热剂"的别名。又因为规那树皮被秘鲁的耶稣会士带到罗马给德·罗戈枢机主教和这位枢机主教宫中的穷人应用，因而又有"枢机主教的树皮"或"神父的粉剂"等名称。在巴黎，罗戈枢机主教又将这些树皮的粉剂送给正在患间日热的法国国王路易十四，国王服后病就好了。当时在巴黎，该药每剂的售价是 3 弗罗林。后来，因规那树皮粉剂价格高昂，致使许多毫无价值的代用品充斥西班牙市场，一般是以掺了芦荟的辛辣的树皮，作为苦涩味的金鸡纳出售。有一位叫华伦（Warren）的人在一封写给朋友的长信中说道："在患者中，没有人会不了解，在今年和去年，发热病的性质已经起了变化，以致秘鲁树皮都完全丧失了它原本那么著名的效力和稳定性。"

1655 年至 1660 年间，英格兰出现大量发热病人。剑桥的医学教授罗伯特·布雷迪（Robert Brady）处方用的规那树皮，都是商人詹姆斯·汤姆森从安特卫普进口的。后来，布雷迪教授在 1679 年 12 月 30 日给大医师托马斯·西德纳姆的信中谈到，他发现这种树皮对间日发热病是多么的有效，但是他对某些著名医生赞赏应用规那树皮的报告抱有怀疑。可见，由于市场上充斥假货，使规那树皮治疗发热病的效能遭到了怀疑，失去了医生和患者的信任。不过很快，主要是凭借一位叫罗伯特·塔尔博或塔博（Robert Talbor 或 Tabor，也有被拼错为 Talbot 的）的药剂师的传奇性的活动，使这一药物在英格兰甚至在欧洲仍能取得很大的名声，塔尔博本人也获得了很高的荣誉和巨额的财富。

罗伯特·塔尔博（Sir Robert Talbor，1642—1681）生于剑桥附近的一个体面的家庭，父亲在伊利主教手下工作，祖父詹姆斯·塔尔博做过剑桥大学的注册官。罗伯特·塔尔博十几岁时，就在剑桥一位名叫登特的药剂师那里当学徒。年轻的塔尔博在这里的一项工作是研究如何更好地应用秘鲁树皮来治疗发热病，因为那个时候，医生开处方时，都不太懂得药物的正确用量，结果许多病人用药后产生耳鸣等副作用，孕妇还会恶心、头痛、呕吐。

不久后，塔尔博搬到埃塞克斯定居。埃塞克斯是一个疟区，每年夏天，间歇性寒热病十分普遍。塔尔博在这里应用医治发热病的技术，渐渐达到完善的地步。1670 年，他移居伦敦，以发热病专家的身份开了一家药铺。他因为没有医学方面的资历，于是便写了一本书《热病学：有关寒热病的原因和治疗的一种理性描述》（*Pyretologia：a Rational Account of the Cause and Cure of Agues*），于 1672 年出版。书名中的 Pyretologia 是一个希腊词，给读者的印象是作者很有学问，是一个天主教徒秘鲁树皮的倡导者。在书中，塔尔博巧妙地警告人们："我忠告全世界，要小心谨慎治疗，特别是著名的'耶稣会士的粉末'，因为它是由没有知识的人研出来的。"他声称："我曾目睹服用该药之后产生最危险的作用。"这很符合当时的医学观点。但他又补充说：
"不过这种粉末不该受到歧视，因为它原是一种高贵而安全的药物，只要配制正确，并由熟练的人来投用，就可以服用，不会有害了。"

从语气看，塔尔博的《热病学》既有推销他的治疗方法的意向，似乎又有对发热病的科学论证。但他只提到他的药物"含有两种土生土长的和两种来自异域的成分"，拒绝进一步透露，坚持对医生和公众保持秘密。

正在塔尔博的保守主义受到人们怀疑的时候，他在 1676 年碰上了好运。

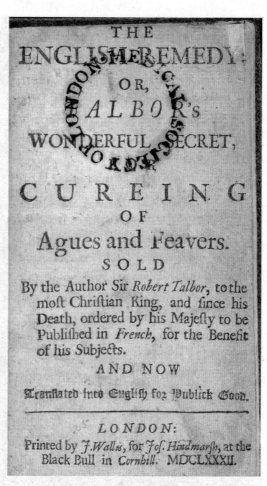

罗伯特·塔尔博的《热病学》

托马斯·西德纳姆（Thomas Sydenham，1624—1689）1648 年获医学学士学位后，从 1655 年左右起，开始在伦敦威斯敏斯特行医，获得极大的声誉，不但成为一位名医，有"英国的希波克拉底"之称，还成为一位重要的思想家，有《医学观察》等著作。西德纳姆对许多疾病都有深刻的研究，但时时见到的发热病却使他感到迷惑：这是什么病？它是怎么发生的？有些病例还伴有呼吸道和肠道的其他症状。在当时，一般的医生都认为，发热病也就是"纯粹的"发

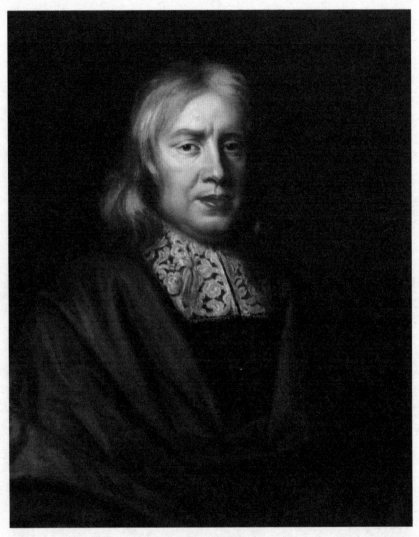

名医托马斯·西德纳姆

热，如有一位病人，原来一直很好，但突然开始发寒热、打战，体温升高，却没有其他症状。西德纳姆希望弄清此病的性质。

在得知有秘鲁树皮能够医治这种发热病之后，西德纳姆起初对它抱有怀疑，一直持谨慎的态度。但在 17 世纪 50 年代后半期，他的朋友罗伯特·布拉迪开始使用它，并对它赞美有加之后，西德纳姆对秘鲁树皮的治疗才越来越有信心。他写信给布拉迪说"秘鲁树皮已成为我的备用药物（sheet-anchor）"，并坚称它是唯一可以医治发热病的药物。

"英国希波克拉底"的称誉是对塔尔博的最大支持，塔尔博的业务随之开始迅速风行。他开始向病人抬高收费标准，达到惊人的地步，却拒绝透露他这药剂的秘密。人们见到他的时候，他总是微笑着吹牛，甚至希望自己能被接受入皇家内科医生协会。但是协会的成员们认为这个没有资历的人，当然毫无疑问是庸医。问题是，正如20世纪初牛津大学的著名医生和医学教授威廉·奥斯勒爵士所言："庸医的麻烦就在于他却把人的病给治好了。"

塔尔博的声誉越来越高。1678年，他应召进了英格兰皇室居住的温莎城堡（Windsor Castle），去给查理二世医治发热病。但内科医生协会认为他没有行医的资格，这就是俗语所说的"同行相轻"。几年后，著名的英格兰日记作家约翰·伊夫林（John Evelyn，1620—1706）曾记述到这件事："与诺曼底侯爵谈论金鸡纳。当时国王有几天处在危险的发热病中，御医们不愿给他服用金鸡纳……"他揭示说，是国王的御医理查德·洛厄（Richard Lower，1631—1691）不让塔尔博应用他的这种秘药。于是，国王派人去找天主教徒肖特先生（Mr. Short），私下里征求他个人的看法。肖特告诉国王说：它（金鸡纳）是唯一能挽救国王生命的东西。于是，国王就让御医们给他服用此药，他服后病就康复了。伊夫林接着补充说，当肖特被国王问到为什么其他医生不肯开这处方时，"洛厄医生说，它会破坏他们的业务或诸如此类的表述"。顺便提一下，伊夫林在日记中将塔尔博先生错称为都铎先生（Mr. Tudor）。

此后，正当皇家内科医师协会无疑是因为嫉恨而为此事深感忧虑的时候，收到国王的国务大臣阿灵顿勋爵5月2日的一封信。信中说："陛下对塔尔博医生因治愈发热病的能力而获许并宣誓为一名御医而甚感满意，宽厚地示意予以全力支持和帮助……为了公众的利益，陛下令我向您和内科医师协会诸人表示，望汝等在他行医时

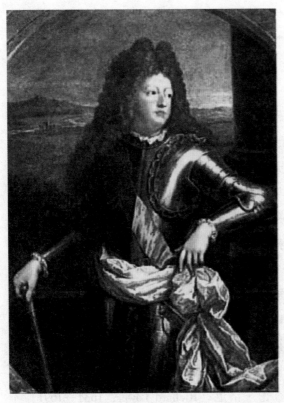
法国路易十四的皇太子

对他不要有任何的骚扰或干预。"

这还仅是内科医师协会尴尬不安和塔尔博惊人成功的开始。两个月后，1678 年 7 月 27 日，查理二世国王还在怀特霍尔宫封册塔尔博为爵士。

不久之后，塔尔博离开伦敦去往法国。可能是因为英国国王听说法国路易十四国王唯一幸存的多芬皇太子患发热病，生命垂危，才派他去到那里，反正塔尔博在巴黎为此而忙碌。结果，塔尔博就凭借规那树皮的红葡萄酒浸剂，医好了皇太子的病，还医好了孔代亲王的病。后来，西班牙王后病了，路易十四又派他去西班牙宫廷，治好了王后的病。回到巴黎后，他受到很高的称誉，并被授予"骑士"称号和 2000 金路易奖励与 2000 里弗尔的年金。他这秘药也深受欢迎，成为当时的一大时尚。

路易十四因为亲眼看到塔尔博一次又一次治愈了发热病，便向他提出，希望购买他的这一秘药。塔尔博表示同意，但是有一个条件，即国王要将他的秘密保持到他去世之后。两年后，1681 年，塔尔博在伦敦去世，享年 39 岁，他的遗骨被埋葬在剑桥的三一教堂。

去世前不久，塔尔博就曾为他的家人在剑桥三一学院的教堂墓地竖立了一座墓碑。在这块墓碑上，他称自己是"最荣耀的罗伯特·塔尔博、骑士和唯一不负众望为英格兰的查理二世、法国的路易十四国王、最安详的多芬皇太子以及一位公爵、大量小人物医治发热病的独一无二的内科医师"。

但是他的敌人仍旧宣称他是"一个药剂师的堕落的学徒"，一个"偷着卖药的贩子"和一个"无知的庸医"。

1682年1月，路易十四于出版了《英国药品，或塔尔博医治发热病的神奇秘密》（*The English Remedy；or，Talbor's Wonderful Secret for Cureing of Agues and Feavers*），透露了塔尔博的秘密。此书立即被译成英语，成为畅销书。原来，塔尔博的神奇药品就是由六片玫瑰叶子、两盎司柠檬汁和浓郁的秘鲁树皮的液质，再掺和葡萄酒混合而成。塔尔博总是不时改变他葡萄酒的含量，以掩盖他的治疗方法。

很明显，塔尔博敢于自夸是医好这么多的名人和大量小人物的"独一无二的内科医师"，凭借的就是特效药规那树皮。只要有这特效药，即使没有塔尔博，也同样能治疗疟疾；而不用这一特效药，一切的其他"疗法"，都医治不了疟疾。

塔尔博去世12年后的1693年4月，中国的清朝皇帝康熙患了恶性疟疾，一时上下惊恐。于是颁布诏书，征募良法，并指派了四名太医专主此事。应征者甚多，其中有一佛僧，从井里打上一桶清水，盛起一杯，端向太阳，两眼仰视，口中念着阿弥，又转立四方祈祷，做出极其神秘的样子。仪式结束后，他匍匐向前，将这所谓的圣水呈献上去，声称可以治好皇上的病。结果自然无效，被判犯有欺君之罪。

当时，路易十四"欲于中国传扬圣教，并访查民情地理，以广博闻"，派了16名耶稣会士从1685年起程，于1688年来到中国。这些耶稣会士带有一磅来自印度东南某法国殖民地的规那树皮的粉剂。当康熙病情与日加剧时，耶稣会士洪若翰、张诚等神父便向宫廷进献这种治疟特效药。康熙是清代皇帝中最重视文化、重视科学的一个君主。对规那树皮这一当时在中国尚无人知的新药，他本人就极愿服用一试。但是左右大臣和御医，尤其是太子，都竭力劝阻。法国传教士樊国梁在他的《燕京开教略》中记述说："皇上以未达药性，派四大臣亲验，先令患疟者（三人）服之，皆愈。四大臣自服少许，亦觉无害，遂请皇上进用，不日疟愈。"为此，康熙称规那树皮为"神药"，并对这几位传教士，如洪若翰所记述的，"特于皇城西安门内赐广厦一所"；还在自己病愈之后，特许张诚、白晋、洪若翰、刘应四人在出巡时扈从队中，以示优待；一年后，又赐给他们一块空地，让他们建造宏伟的教堂。康熙当时甚至当众亲诏，说这些欧洲人，经过他时时考察，发现他们为朕勤劳，真是披心沥胆云云。

康熙对规那树皮这一新药的治病效用深信不疑，并多次向臣子推荐。一次，康熙见某一位提督脸色瘦弱，表示关怀，提督回奏说是病了九次，康熙立即随顾皇太子，回宫后并令近侍传旨赐规那树皮。当江宁织造、曹雪芹的祖父曹寅患了疟疾后，康熙也特谕苏州织造局的李煦持规那树皮前往，"恐迟延，所以赐驿马星夜赶去"。只因病情危急，药剂未及送达，曹寅就已病逝。

1685 年，查理二世又患了发热病，这年他已有 52 岁了。1 月 26 日星期一，他一醒来，就脸色苍白，摇摇晃晃的，站立不稳。他的理发师兼外科医生进房来为他刮脸，但是刚把一块毛巾贴到他脸上，国王就昏倒了。按惯例，未经资深大臣的同意，是没有人可以被允许给国王放血的。但是他的御医爱德蒙·金爵士不顾传统，坚持立即放血。于是，从国王的右臂静脉中放了 16 盎司的血（1 盎司约等于 28.35 克）。其他几名御医也被招来。他们将接血杯贴到国王的肩膀上，又为他放了 8 盎司的血。随后经灌肠等其他一些措施，国王恢复了意识，医生们宣布说他已暂时脱离危险。

当晚，御医们再次会诊，讨论如何调节国王脑子里的"体液"。他们让他服使他能打喷嚏的药，以及立金花和氯化铵的配制药，或

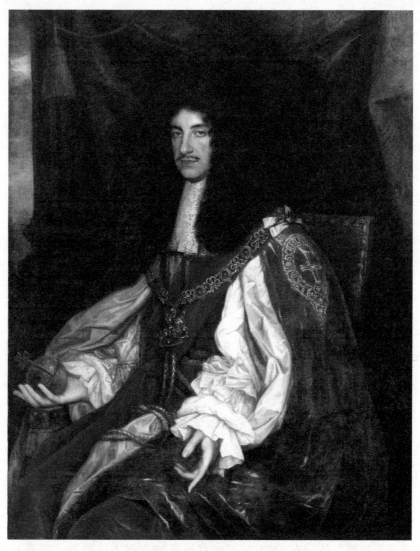

大不列颠国王查理二世

者让他嗅盐，或给他脚上贴上膏药。

　　第二天一早，又进行一次会诊，至少有 12 名医生在场。国王抱怨喉咙疼痛，医生又从他的颈静脉放了 10 盎司的血。到了第二天早晨，御医们对自己所做的治疗进程都感到十分满意。但是当晚，国王又出现痉挛。于是，他们给他一剂名为"人骨精髓"（Spirit of

Human Skull）的饮料。这是当时十分风行的配制，其成分仍不确定。

御医们注意到国王有连续性痉挛，有几位御医认为国王患的是间日热或三日热，坚持让他服用秘鲁树皮。

病情已向枢密院禀报，枢密院对所提出的多种不同的诊断也感到困惑。一位叫诺斯勋爵的枢密使问："情况可能更糟吗？"

一位御医回答他说："我们现在该知道怎么办了。"

"那么该怎么办？"诺斯问。

"那就给他服那种树皮（the cortex）。"这位御医回答说，意思是服耶稣会士树皮。在场的御医都按他所说的办了。但是拖得太迟了，无济于事。国王于两天后病逝，是因为没有及时服用规那树皮，而被大量放血、灌肠等无用"疗法"送了命。

寻求（一）

规那树皮对医治疟疾的奇效虽然已为人们所普遍接受，有些保守的医生仍然固执地承袭古希腊医学家盖伦的传统，喜欢以放血和催泻疗法来治疗疟疾。但是意大利著名的流行病学家贝纳蒂诺·拉马齐尼（Bernardino Ramazzini，1633—1714）坚持主张应用规那树皮治疟，他高度评价说："规那树皮之于医学，有如火药之于战争。"他认为规那树皮的应用是医学史上的一次革命性事件。有鉴于这一药物的声誉，英国在1677年首次将规那树皮列入伦敦的《药典》，作为官方认可的药物。

但是问题也随之产生了。一是一段时间里，规那树皮的粉末作为粉剂、浸剂、酊剂、丸剂，不分青红皂白被滥用来治疗任何原因引起的发热和疼痛，进而造成另一个问题，即药物的来源异常稀缺。

秘鲁人在采集规那树——金鸡纳树的树皮时十分粗鲁，他们乱砍滥伐，不加爱惜，使森林遭到严重的毁坏，以致在一些地段，不

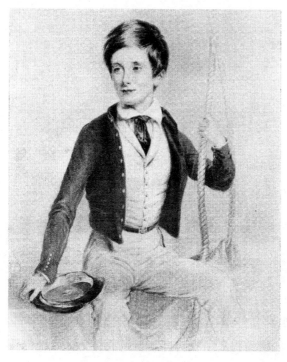

1844 的马卡姆像

但已经看不到规那树，甚至连树种都找不到了。科学家们非常担心，这样下去，总有一天，规那树将会绝种，使人类丧失了这一天赐的治疗发热病的特效药。他们考虑，是否可以做些努力，将这种南美的植物迁往爪哇等与它产地气候相似的地方来种植。

英国的克莱门茨·罗伯特·马卡姆（Sir Clements Markham，1830—1916）小时常从任温莎堡教团成员的父亲口中听说过许多他与国王、王后共进晚餐时得知的八卦故事。他12岁被送往威斯敏斯特中学就读后，对地理更表现出浓厚的兴趣，了解到许多有关极地航行的历史，并写下英格兰历史以及包括秘鲁在内的各国的地理、天文等方面的笔记。一次在他姑妈曼斯菲尔德伯爵夫人的午宴上，他遇到了海

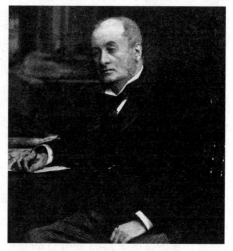

克莱门茨·马卡姆

军上将乔治·西摩爵士；他建议马卡姆进皇家海军。不到一个月后，马卡姆就被招募为海军学员，被分配到英国皇家海军"科林伍德号"（Colling-wood）上，于1844年7月20日他14岁生日那天，开始从朴次茅斯海港出行。

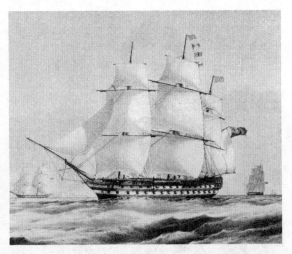

马卡姆第一次所乘的船只科林伍德号

在随后的六年里，马卡姆行址远至福克兰群岛（Falkland Islands）、智利、秘鲁、塔希提岛、夏威夷甚至是北极地区。他阅读并重读了海盗威廉·丹皮尔的探险记、詹姆斯·库克船长的航行记和历史学家威廉·希克林·普雷斯科特的《秘鲁征服史》。尽管航海中每一个新的停靠点都会使他感到兴奋，但是海军生活随意、没有规律和过分残酷，越来越使他感到失望。特别是他心中还一直深深地被钦琼伯爵夫人的故事所迷住。于是，经多次交谈，终于在1851年说服了父亲让他辞职。但是直到回到英国之后，他才告诉家人，他的野心是要回到他梦寐以求的土地——1845年1月他第一次作为一名年轻海军学员所到过的地方：秘鲁。

1852年8月20日，即他22岁生日之后的一个月，马卡姆再一次从温莎出发。先是来到利物浦，在那里与两名"科林伍德号"同伴一起，越过约克郡的哈利法克斯，如他后来说的："真正开始我的秘鲁探险之行，我觉得自己终于离开了海军。"

马卡姆秘鲁之行的主要目的是想尽可能多地了解印加人。对于印加人的起源和文化，他已经形成许多理论，现在只是希望亲自通

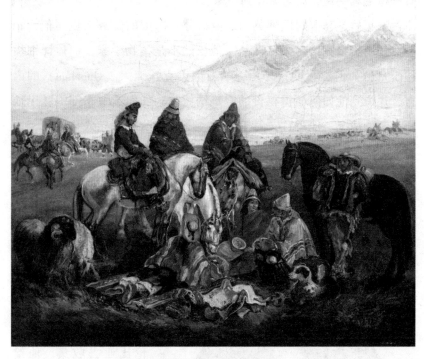

19 世纪智利的原住民和骑手

过参观、测量、绘制和描述散布在秘鲁景物中的古代遗迹进行检验。他还对西班牙征服秘鲁的历史十分着迷，尤其是印加编年史家加西拉索·德拉·维加（Garcilaso de la Vega，1539—1616），虽然他正在研读的德拉·维加的著作译文属于二流，并不理想。

越接近目的地，马卡姆越是看出那些地方当年如何受到耶稣会士的影响，尽管在 85 年前，他们就从那里被放逐。当他离开海岸，开始向山地和秘鲁南部的库斯科（Cuzco）攀登时，马卡姆穿过那些精心管理的庄园和葡萄园、制糖厂以及一座座耶稣会士建造的漂亮的教堂。当他到达生长金鸡纳的安第斯山脉东坡地段时，看到了印度橡胶树，还有香草树、靛蓝树、苦瓜树、肉桂树、石蜡树。就是在这广阔的热带森林里，马卡姆于 1853 年 5 月初的一天，见到了第一棵金鸡纳树。他写道："这里有许多开着美丽花朵的植物。我看到有一棵金鸡纳树，后来又看到一棵。"

　　五年后，马卡姆回到英国。他给分管印度的国务大臣写信，希望竞任南美金鸡纳考察队队长。他虽然不是植物学家，但他详细描述了自己如何学习西班牙语，学习南美克丘亚人（Quechua）的语言，还说到他如何懂得秘鲁的金鸡纳树林，如何了解东部山脉土地所有者的情况。他辩称，对于这样一个考察队的领导人来说，至关重要的是"他的心是真正放在商务上"。他后来还写道："我对这个问题做过最慎重的考虑，并坚信这项措施会给英属印度带来不可估量的收益，我决心要在全世界实行。"

　　如愿获得任命后，马卡姆建议，英国在印度的办事处应派出四支独立的考察队，去收集生长在安第斯山上的八种最有价值的金鸡纳树。除了生长在玻利维亚的金鸡纳树和生长在厄瓜多尔的两种红色金鸡纳树外，他还建议派人到秘鲁和哥伦比亚去收集。他给印度办事处写信说："如果事情值得做，就要做好。"

　　但是最后，只有三支探险队得到批准，除了马卡姆的探险队，另外两支探险队分别去的是在秘鲁的瓦努科（Huanuco）和厄瓜多尔。最后决定，由保守的理查德·斯普鲁斯（Richard Spruce，1817—1893）领导。

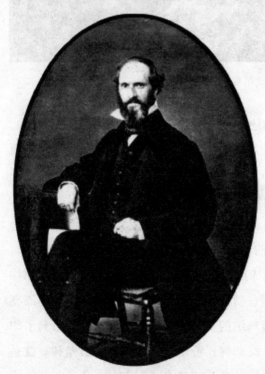

理查德·斯普鲁斯

马卡姆于 1859 年 12 月 17 日从南安普敦启航。天气阴暗多风，潮湿的天空和南海岸的腥味，使这个小小的探险队感到亲切。与马卡姆一起出行的是他年轻的妻子敏娜，一个聪明而富有活力的年轻女人，她的冒险心和好奇心，很容易配合她丈夫的工作。另一个约翰·韦尔（John Weir）是从伦敦著名的"基尤皇家植物园"临时调派来的园丁，以确保收集到的金鸡纳树能够存活。圣诞节他们是在大西洋中过的，到了第二年 1 月，见有越来越多棕色的鹈鹕在空中盘旋，表明他们接近陆地了。登陆后，他们就有时骑骡，有时乘火车，越过巴拿马地峡，然后搭汽船前往秘鲁的利马。

马卡姆既不是植物学家，也不是像韦尔这样的园艺师，他对摆在他面前的任务感到有些担心，只是没有表现出来。他在利马的老朋友们都很乐意接受他，就像他从来未曾离开过他们一样。当地的一份报纸《利马商报》（*Commercio de Lima*）还特地发表了一篇书评，热烈赞扬他 1856 年出版的秘鲁游记《库斯科和利马》（*Cuzco and Lima*）。

一个月后，马卡姆的考察队要正式进山了。他们先是到大西洋沿海岛群最南端的艾莱岛（Islay），然后去内陆秘鲁南部安第斯山中的阿雷基帕山（Arequipa），走的是马卡姆七年前走过的同一条路线，那里现在还有他的朋友，他和他们很有感情。他说："为了从南美获得富有价值的金鸡纳树和树种，若是对秘鲁、厄瓜多尔或哥伦比亚的人民或商业造成任何伤害，都会使我深感遗憾。"

秘鲁人很可能因为随意砍伐树木，毁坏了大部分生长金鸡纳树的森林，但是他们也高度重视他们这治疗发热病的神奇之树，在该国独立时，国徽上就炫耀着一只毛茸茸的小骆马和一棵金鸡纳树。

在马卡姆离开阿雷基帕山，开始穿越安第斯山西侧高高的云层时，他和韦尔都感到遭受高山病的痛苦。他描述说："该病开始时头部有沉重的压力，伴有急性疼痛和颈背隐痛，引起严重的疼痛和不适，并且这些症状在夜里痛得更加剧烈，以致在凌晨 3 点钟，当我们要开始出发时，如果没有人帮助，我就连骡背都跨不上去。"——直到今天，高山病仍然在警告去往库斯科的人。

尽管感到很不舒服，马卡姆和韦尔仍然坚持出发。当他们越过一处处清澈冰冻的溪流时，他们突然看到成群的骆马在山坡上奔跑；数不清的鸽飞过头顶，发出嘈杂的叫声；绿鹦鹉在树上叫个不休，但是看不见，还有山鹑和色彩鲜艳的

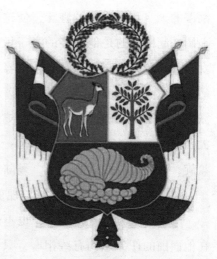

秘鲁的国徽

山雀。不过真正引发他们注意的是瑰丽的金鸡纳树和"高贵的印加族的鸟"大秃鹰。

马卡姆原来是希望向东，最终可以到达玻利维亚最大的城市拉巴斯（La Paz），那边长有最好的金鸡纳树。但是等他和探险队接近玻利维亚边界时，他们的高山病又发作了。在山的西部克鲁塞罗（Crucero）附近，他们还碰到一个脸孔通红、胆汁质性格的老人，叫唐·曼努埃尔·马特尔（Don Manuel Martel），是原秘鲁军队中的一名上校。他散布谣言，说英国旅行者们正准备要偷秘鲁人宝贵的金鸡纳树皮。大概，马特尔在奎宁的贸易中损失了很多钱。六年前，荷兰特工尤斯图斯·卡尔·哈斯卡尔（Justus Karl Hasskarl）曾乔装来到秘鲁，试图将一些金鸡纳树苗偷运去爪哇种植。马特尔威胁说，要是这个荷兰人，或其他任何人还想将金鸡纳树带出秘鲁，他会鼓动人抓住他们，砍断他的腿。

由于秘鲁和玻利维亚之间一直不断发生争端，这次两国间的边境关闭。于是，马卡姆决定将他们搜寻金鸡纳树局限在边境的西侧。他们的探险队从山地小镇桑迪亚（Sandia）出发，前往坦波帕塔山

谷（Tambopata valley）。到了晚上，毛毛细雨下个不停，几乎没有干燥的地面可以搭建帐篷，甚至几乎没有一处可以烧茶或浓缩牛肉。小黑虫和其他昆虫又老是要来叮蜇他们的手腕、耳朵和裸露的皮肤。白天，他们不得不砍伐紧密缠结的蕨类植物和倒落的竹子以及露在地面的树根，为穿越森林开路。汗水在他们的脖子上流淌，泥浆沾在他们的靴子上。但是砍了半个小时，回头一看，仅是前进不到20 码。

　　一天后，马卡姆、韦尔和他们的印度导游开始搜寻金鸡纳树时，见有几个印第安人将古柯叶卷成圆圈，在干活时咀嚼。马卡姆也学着这样嚼，感觉对身体有舒缓作用，使他在没有食物的情况也能轻松地爬上陡峭的山坡。他们花了两个多星期的时间搜寻金鸡纳树林，到 5 月初，已经收集到四捆金鸡纳树苗，共有 500 棵，足足可以装满几大箱发运。

　　5 月 12 日，当马卡姆和他的考察队从森林中钻出来的时候，没想到被一群躺在那里等着他们的年轻人拦住了。这群人领头的是唐·曼努埃尔·马特尔的儿子，他们冲着考察队大声吼叫，指责他们出卖自己的国家，将金鸡纳树运往国外。等他们走近桑迪亚，他又威胁说，要将他们的这些金鸡纳树扣下来予以没收。听到这话，马卡姆向他举起左轮手枪，虽然他知道，这手枪也像他带在身边的其他东西一样，在两个星期的安第斯丛林中，已经潮湿得毫无用处了。只是对面的这个人不知道，显然也被吓住了。马卡姆看着他的眼睛，松了一口气。过了一会儿，马特尔的儿子就退到一边去了，放马卡姆他们过去。

　　但是，等他们到达桑迪亚，却碰到他第一次来这里时认识的一个人。他跟马卡姆说，如果马卡姆交出枪支，他可以提供一名印第安人向导，还可以帮助找到新鲜的野味，并陪着踏上去往阿雷基帕山的路上。马卡姆欣然同意这一计划。5 月 17 日，马卡姆和他的向导安吉利诺·帕科（Angelino Paco），再有两头骡子驮上贵重的金鸡纳树苗离开。很清楚的是，快到晚上的时候，帕科从未离开过镇上，但当他们停下脚步打开行李时，马卡姆发现他们所有的食物和火柴都被偷掉了。那天晚上，他只好分吃帕科的玉米干粉果腹。

黎明时分，两人重新开始行进。差不多走了 12 个小时，他们才来到高山之巅那绿草覆盖的平原上。夜幕降临时，他们发现有一间牧羊人废弃了的用散落的石块建起来的小屋，高不到 3 英尺，里面全是野草。两个人立即钻进去抵御风寒。

第二天早上，他们发现两头骡子不知跑到哪儿去了，花了三个小时才找到，并将它们围困了起来。马卡姆写道，骡子需时时刻刻看住，否则它们会躺下翻身，"这对绑在它身上的树苗是致命的"。

随后的两个星期里，马卡姆将树苗送上船后，在阿雷基帕和敏娜团聚。他的考察队到达艾莱岛后，还得继续不停地工作。但是海关署长宣称出口金鸡纳树苗属于违法，没有财政和商业部长的明确指令不得运出。于是，马卡姆将树苗留下，搭上去利马的汽船，希

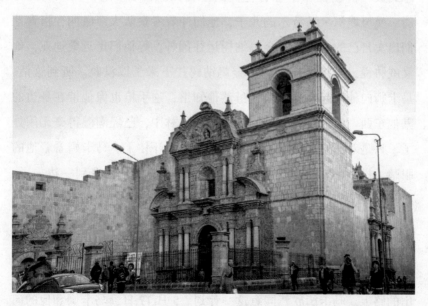

阿雷基帕的耶稣会教堂

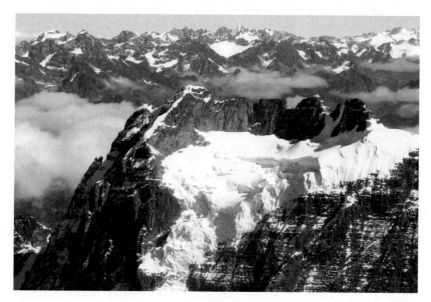

安第斯山玻利维亚段

望能够了解商务部有关条例的变动。原来几天前，总统发布了一项法令，禁止出口金鸡纳树贸易，幸运的是这位部长尚不知道。最后，连诱带骗，马卡姆终于取得了所需要的文件，立即再次去往艾莱岛，见他箱子里的树苗都已发芽，表明在穿越安第斯山时都活下来了。

　　但是尽管付出了这么多的努力，马卡姆最后仍然未能成功。

　　他从森林里运来的 529 株植物中，在他和韦尔于 1860 年 8 月到达南安普敦之前，就差不多已经死了一半。其余留在伦敦基尤植物园的，本可以在那里恢复元气、茁壮成长，但马卡姆坚持要将这些树苗直接运往孟买和印度东南部海拔 1800—2400 米的尼尔吉里丘陵（Nilgiri Hills），种植在那里新创建的金鸡纳种植园。但这是一个可怕的错误。有几箱金鸡纳树在过境时被撞倒，有一箱掉进了红海。当时正好是夏末，一股热风从撒哈拉沙漠向东吹来。一次，船上的引擎发生障碍，停了一天多，甲板上的温度也越来越高。到达孟买时，马卡姆发现，原来有联系要开往印度西南部卡利卡特（Calicut）

的汽船已经开走了。他和他的珍贵的货物都不得不在高温中等待继续他们后面的旅程。

直到 10 月中，这些金鸡纳树苗才到达迈索尔附近的政府种植园。在那里，在曾任植物园负责人的熟练的园艺师威廉·姆科沃（William Mclvor）的帮助下，将它们种植到新鲜的土壤中。但是已经错过了种植期，到了 12 月，正好是马卡姆从南安普敦航行到南美之后一年，树苗都死了。

克莱门茨·马卡姆虽然未能获得成功，但人们并没有忘记他的努力。1863 年至 1888 年，他受任皇家地理学会的秘书，随后被选任学会会长 12 年。作为纪念，他的画像也一直挂在英国皇家地理学会。

寻求（二）

像马卡姆一样，查尔斯·莱杰（Charles Ledger，1818—1905）也不是一个受过严格专业训练的植物学家。但是，当他开始寻找金鸡纳树时，他要比马卡姆更擅长这项工作。

莱杰生于伦敦西区的贝蒙德西（Bermondsey），却要称自己是"地道的西区人"，家人在伦敦城边缘经商。他在学校学到会读会写之后，便在 1836 年 3 月他 18 岁生日那天，带着两封他家的朋友、时任伦敦市长的介绍信，穿越大西洋去往南美洲。当他到达布宜诺斯艾利斯时，

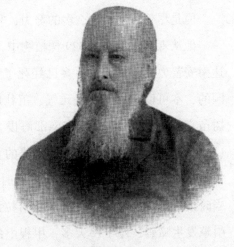

查尔斯·莱杰

202

就将他友人送他的礼物，那支当时属于十分新颖的钢笔卖给了寄售店。

在海上逗留了八个多月之后，莱杰在秘鲁北部的海港城市卡亚俄（Callao）停靠。就在这港口，差不多两个半世纪前，曾欢迎耶稣会的药剂师奥古斯丁·索伦勃里诺（Agustino Salumbrino）。莱杰没有将随身带来的介绍信交给指定在这里的两家公司，而是交给他比较喜欢的第三家，一家叫奈勒·肯达尔公司（Naylor Kendall & Co）的商行。心想马上就可以当文书了，他自然很是兴奋。在船上时，他就一直在自学西班牙语。现在，他开始学习簿记、管理和一切有关羊驼毛和金鸡纳树皮的知识，因为这是肯达尔公司交易最多的两种产品。

很快，莱杰学徒期满了，被派去仓库工作，接收内地的货物。他学会了如何根据质量和色泽将金鸡纳树皮和羊驼毛进行分级分类。另外，他还必须将树皮打包、捆扎好，然后发往利物浦，确保在途中不受雨水和霉菌的影响，又不能让它太干成粉末。

不久之后，莱杰被派往离智利南部边界不远的第二个办事处塔克纳（Tacna），联系和学习印第安人出售羊驼毛和规那树皮的方式。

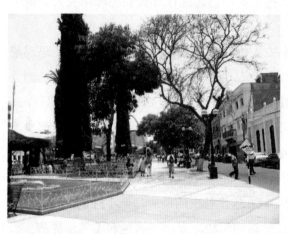

秘鲁南部的塔克纳广场

很快，他就认识到，虽然这里食物很糟，住宿也不舒服，甚至根本没有住宿，他都忍受了，可是他努力通过交易赢得的大部分利润都归于了肯达尔公司，使他忍受不了。于是，在与一位著名

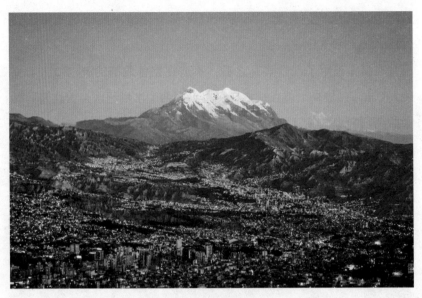

拉巴斯轮廓线

塔克纳商人的女儿订婚之后，他决定离开这家公司，并立即结婚，自己成立公司。肯达尔公司的所有人也很明智：他们理解他应有的这种企业精神和独立精神，不但没有阻碍他，相反还鼓励他能有这样的雄心。不久之后，莱杰还成为肯达尔公司的最大供应商之一，在与玻利维亚接壤的人迹罕见的边境地区寻找新的印第安人为他供应规那树皮和羊驼毛。

莱杰最投合的印地安人中，有一个叫曼纽尔·英克雷·玛玛尼（Manuel Incra Mamani）。他是 1841 年莱杰离开肯达尔公司自己创立公司之前在玻利维亚首都拉巴斯（La Paz）认识的卡斯卡列罗（cascarillero，意为"采集归纳树皮的人"）。他能一眼就分辨出那些看起来差不多一样的规那树有什么不同。仅是在一次外出中，玛玛尼就指出 29 种不同的规那树变种。一位专家在 1849 年出版的一部专著中还只能描述 19 种。就在这次外出的最后几个小时里，玛玛尼也随意便能指出那些金鸡纳树的形状、大小、颜色和季节、树龄，以及所开的花的颜色和形状，确定其品种之间的差异。有时当他们经

204

过五棵种成十字架形状的金鸡纳树时，他会跪下来向以前的一位传教士祈祷，这位传教士教导卡斯卡列罗们，砍掉一棵金鸡纳树后，就必须要补种上五棵树苗。

但是今日多数卡斯卡列罗早就已忘掉传教士们的这一教导。深山中森林里的金鸡纳树都被砍光了，没有人想到要确保将来金鸡纳树皮的供应问题。结果，优质金鸡纳树的来源就越来越难找到。而对于树皮的需求，却和它的价格一样，仍然在继续猛涨。

经过又是激动、又是危险、又是辛劳的57天之后，虽然付出了很大的努力，莱杰和玛玛尼仍旧没有找到一棵金鸡纳树。莱杰不能不有点失望。他问玛玛尼：“您认为我们会找到真正的金鸡纳树皮吗？”“是的，先生。”玛玛尼肯定地回答。

第二天，莱杰继续跟随玛玛尼在山间跋涉。他们从的的喀喀湖西岸海拔近4000米的普诺（Puno）出发，穿过一段茂密的林区进入亚马孙河的玻利维亚境内，不得不从纠缠交叉的树根和藤蔓中开出一条路来。两人并肩行走，一边咬嚼古柯叶子，以减轻在如此高的海拔上行走引起的头晕。突然，在河岸上方的山坡上，他们见有一群花朵盛开、树皮红色的大树。玛玛尼在从事卡斯卡列罗以来，还没有见到过这么一种景象。金鸡纳树通常都是以混合群体的形式生长的，每一棵都可以与附近的另一个品种的树交叉授粉。但是现在，这里至少有50棵树，都是一样的，聚集在一个群中，深红的叶子，开着淡紫色的花。这两个男人觉得，他们是发现了一些非常珍贵的红色珠宝。因为未到季节，金鸡纳树还在开花，摘不到种子；而且，树木生长的山腰也太陡峭，他们根本够不着，只好眼巴巴看着它们，无奈地离开，继续去别处寻求。

几年后，莱杰又想起这些金鸡纳树。当时他在澳大利亚，在玛玛尼的儿子桑地亚哥的帮助下，将他的一批羊驼毛装上太平洋的船上。结果，他这次以7000英镑合资的生意全亏了本。他破产了，除了准备回南美，他别无选择。

1860 年，莱杰在悉尼时，偶然看到当地一家报纸上报道马卡姆到印度探寻金鸡纳种子的事。其实，三年前莱杰就听说过这事，还曾写信给马卡姆，虽然不知马卡姆有没有收到他这信。如今再次读到有关马卡姆探寻金鸡纳树种的故事，才意识到，马卡姆从未去过玻利维亚。这只能说明，他没有能获得优质的金鸡纳树种。于是，莱杰回忆起他们九年前曾见到那 50 棵巨型的金鸡纳树，并在不久之后在玛玛尼的儿子桑地亚哥回到巴黎之时，请他给他父亲写信，要他父亲立即前去玻利维亚，收集尽可能多的金鸡纳种子。除了这封信，他还给了桑地亚哥 200 元西班牙币。莱杰解释说，这只是预付款，等玛玛尼将种子带到塔克纳，他或他的内兄会再给他一笔付款。这是他目前所能承受的，因为他已经没钱了。

　　五年后，1865 年，莱杰回到塔克纳。5 月的一天夜里，他听到敲门声。站在门口的是玛玛尼，他把手伸进他那破旧的条纹羊毛雨披下面，取出一个小袋子，解开绑结的结子，掏出一撮种子倒到莱杰的手掌上。

　　原来，桑地亚哥将莱杰的信交给玛玛尼后，他便立刻去往玻利维亚。在那里，他找到了真的金鸡纳品种，或者至少与莱杰 1851 年所见到的金鸡纳树非常相似的品种。但是季节太早，冬天快到了，种子还没有结出。玛玛尼需得在下年 3 月再去，那时，金鸡纳树才会开花。玛玛尼虽然第二年在儿子们的陪同下去了，并在他们的帮助下，从金鸡纳树上剥下了树皮，并等着金鸡纳树结出种子。但是当时正值早春，霜冻严重，所有最好的种子都被毁了。第二年，1863 年又出现同样的情况，1864 年也出现这一情况。直到 1865 年 4 月，玛玛尼和他的儿子们就像他多年前那样，看着这些古老的树木慢慢地开出异常美丽的乳白色花朵，没有霜冻，树枝上覆盖着高低不平的猩红色和银白色的苔藓。当叶子枯成深紫色即将掉落的时候，玛玛尼和他的儿子们就将成熟的种子收集起来，装了两个麻袋，共约 40 磅。有了这些种子，玛玛尼便从玻利维亚西部的科罗科（Coroico）走了 1000 多英里，一路上仅以少量食物和一些古柯叶维持生命，来到塔克纳，将这些种子带来给莱杰。

在塔克纳，莱杰将这些种子倒在床单上。他花了一个月时间，将它们晒在阳光下，每两个小时翻动一次，以确保它均匀干燥。然后，他将它们分成两半，一半用栗鼠的皮包起来，放在一个盒子里，再用牛皮纸盖好，寄给他在伦敦的兄弟乔治。莱杰向玛玛尼支付了 500 美元，并送给他两头骡、四头驴和一支枪以及弹药。莱杰告诉玛玛尼，如果他能再收集 20 磅种子，他将再付给他 600 美元。

莱杰于 1865 年 9 月下旬将这盒金鸡纳种子送到他兄弟乔治·莱杰（George Ledger）的手上。乔治立即去了伦敦里士满区原是皇家植物园的基尤植物园（Kew Gardens）。基尤植物园首任园长理查德·斯普鲁斯的赞助人、金鸡纳方案的主要推动者威廉·胡克爵士（Sir William Hooker, 1785—1865）刚于这年 8 月 12 日去世。接替他这一职务的他的儿子约瑟夫患病在家。乔治被告知，马卡姆也不在。他不知道的是，就在几天前，政府已经决定结束基尤植物园有关金鸡纳的事务。约瑟夫·胡克还在一封正式的信中被告知，到时候，"您这办事处的账户或许会被终止"。现在，斯普鲁斯从南美带回来的金鸡纳树和幼苗在印度的南部迈索尔（Mysore）的国家植物园中都生长得很好，不幸的是，基尤植物园的植物却正等着被运到殖民地去种植。

从植物园回来后，乔治去拜访一家兰花交易望族的接班人、切尔西异国苗圃（Exotic Nursery at Chelsea）的负责人哈里·詹姆斯·维奇（Harry James Veitch, 1840—1924）。在那里，他找到一位合适的人选，这人同意种植金鸡纳的种子。11 月 2 日，这人向乔治报告说，这些种子都已在"潇洒发芽"了。

但是乔治担心这些种子会变质。他又去找了药物学学会的早期成员、药用植物专家罗伯特·本特利教授（Professor Robert Bentley, 1821—1893），并送给他几颗金鸡纳种子。本特利教授将种子送给了伦敦植物学学会。乔治还送了一些种子给艺术协会，作为礼物；艺术协会将这些礼物送给了丹尼尔·汉伯里（Daniel Hanbury）的一位亲属汉伯里夫人。汉伯里在南美时曾帮助过斯普鲁斯。最后，本特利教授让乔治跟伦敦北部托特纳姆（Tottenham）的奎宁生产商霍华德（J. E. Howard）联系，霍华德与莱杰家族的

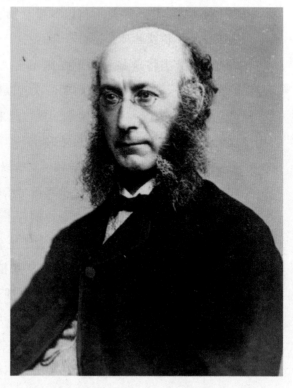

植物专家罗伯特·本特利

友谊一直持续到查尔斯于 1905 年去世。

　　霍华德是第一个意识到莱杰的金鸡纳种子具有商业潜力的人。他知道克莱门茨·马卡姆和其他最了解金鸡纳的人都不在伦敦，同时，他既不认识克莱门茨·马卡姆，也不认识伦敦别的对金鸡纳在行的人，因此他建议乔治与荷兰总领事联系。领事本人不知道如何处理这些种子，便将此事交给米凯尔教授（F. A. W. Miquel）来办。米凯尔是著名的荷兰植物学家。他曾任爪哇伯伊腾佐尔格植物园（Buitenzorg garden）的主管人，对荷兰植物学家尤斯图斯·卡尔·哈斯卡尔（Justus Karl Hasskarl）1582—1583 年间意欲将金鸡纳移植到爪哇的做法做过研究。米凯尔对乔治·莱杰的故事很感好奇，在他的建议下，荷兰政府指示领事购买一磅他的种子。领事向乔治提供

了100荷兰盾，并承诺，只要种子到达爪哇发芽后，还会提供更多的荷兰盾。

尽管已经取得这样的成功，但乔治手上还有14磅金鸡纳种子。霍华德建议他与一个叫莫尼先生（Mr J. W. B. Money）的接洽。莫尼先生是盎格鲁印第安人的种植者，也是印度大规模金鸡纳种植园的所有者，当时正在伦敦度假。乔治见到莫尼后，讲述了这批种子的故事，说这是全玻利维亚最好的种子，取自除了莱杰之外没有一个其他欧洲人敢于前去收集的地区。经乔治大力劝说，莫尼最后屈服了，以50英镑的价格买下了他剩余的这些种子。然而不久，莫尼就害怕了。乔治提供的是品种最良好的种子，没有人有过种植的经验，也没人知道在印度的马德拉斯种植时会怎样。50英镑可是一笔巨款，他可能会被看成进行了不正确的投资，这对莫尼来说，可受不了啊。

第二天，莫尼去找了威廉·麦基弗（William McIvor）。麦基弗是迈索尔植物园的前负责人，曾亲眼看到马卡姆的植物到达印度和随后的倒闭，现在也在伦敦度假，等待政府任命为尼尔吉里（Nilgiri）植物园负责人这个新职务。麦基弗同意接受莱杰的这批种子，并付给莫尼等量的金鸡纳种子作为交换。莫尼这才松了一口气。

麦基弗带着这些种子去尼尔吉里。在经历了数千英里的旅程，忍受了种种艰难困苦之后，莱杰的宝库现在可以和英国、荷兰的植物园不相上下了。

麦基弗的新种子与斯普鲁斯从厄瓜多尔寄来的金鸡纳以及马卡姆仓促地经由南安普敦和红海运来的命运多舛的金鸡纳幼苗都一起种植。也许是莱杰的种子已经离开地面太久，也许是气候的关系，事实是，麦基弗在印度种植的种子没有成长，但乔治·莱杰设法卖给伦敦荷兰总领事的种子，在爪哇长得很好，最终不仅改变了荷兰的种植园，而且改变了整个金鸡纳业。莱杰的这批幼苗的确比以前的任何金鸡纳树都好。1877年在阿姆斯特丹被拍卖时，这批金鸡纳树皮的价格高出类似的金鸡纳树皮的价格五倍。查尔斯·莱杰的金鸡纳为爪哇种植园和在阿姆斯特丹交易所交易的商人确保了丰厚的利润。

当查尔斯·莱杰得知乔治与荷兰人进行的贸易成功后，就写信给科罗科的玛玛尼。当时，玛玛尼正在他现在所住的小山村收集这年第一批金鸡纳的种子。查尔斯要求他再次前往玻利维亚森林中寻找种子，并附上预付款。但是玛玛尼一从森林中回来，就被逮捕。因为该地的警察局长听到风声，说他为一个外国买家收集金鸡纳树种走私国外。他下令殴打玛玛尼，要他招供自己在为谁工作。玛玛尼拒绝背叛莱杰，局长命令继续用刑。两周之内，玛玛尼得不到一点食物和一滴水。局长后来看他不会背弃他的雇主了，终于在20天后将他释放。但是他的几头驴和毛毯都被没收了。等他徒步回到家时，他的儿子桑地亚哥后来告诉莱杰，他已经几乎无法站立，他各个被殴打的器官都在流血，几天后就死了。

后来，等到莱杰的金鸡纳到达收成之后，发现这些金鸡纳的树皮中奎宁的含量不是一般金鸡纳所具有 2% 或 3%，而是高达 14%。不久之后，植物学家对莱杰的种子进行了研究，得出的结论是，这是一种以往所未知的金鸡纳。莱杰后来回到澳大利亚，最后在贫困中死去，但人们没有忘记他，为了表彰他，用他的名字命名这个品种的金鸡纳为 cinchona ledgeriana。1994 年，在澳大利亚还竖立起一座纪念他的墓碑。但毕生致力于帮助莱杰的曼纽尔·英克雷·玛玛尼，则没有得到任何形式的纪念。

奎　宁

自从了解到规那树——金鸡纳树皮的神奇效能之后，它一直被认为是医治发热病——疟疾的特效药，虽然它的苦涩味让人难以下咽。到了 1920 年，巴黎的实验室里，药物学家约瑟·佩尔蒂埃

（Pierre Joseph Pelletier,
1788—1842）和约瑟·卡
文图（Joseph Bienaime Ca-
ventou，1795—1877）合
作，将这树皮在酒精和
稀硫酸中煮沸，分离出
两种活性金鸡纳生物
碱——奎宁和金鸡纳素。
这一实验结果同年在荷
兰再一次重现，开启了
从天然的到化学合成的
方法制成药物。

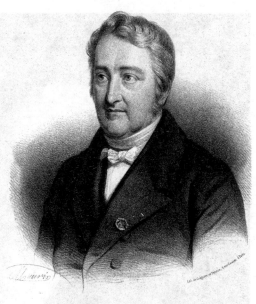

法国药物学家佩尔蒂埃

佩尔蒂埃要求学生
们对这两种生物碱的医
学功效进行研究。于是，两位法国医生开始独立工作，对 19 名患者
使用奎宁、1 例患者使用金鸡纳素进行实验。那个接受金鸡纳素的病
人患的是很难治疗的慢性发热病，治疗医生觉得需要以大剂量奎宁
来抑制病情，因为这类病人多数都曾服用过奎宁。结果，病情得到
了康复。大量用奎宁治愈慢性发热病例的结果，使奎宁获得优质药
物的声誉。

分离金鸡纳生物碱的技术迅速在北大西洋地区传播，法国生理
学家法朗索瓦·马让迪 （Frangois Magendie，1783—1855）发表如何
分离奎宁的详细操作法，他的《几种新药的制备和应用模式》的译
文和法语原文也被广泛传播。

从 19 世纪 20 年代初期至中期，奎宁开始在英国、法国、德国、
荷兰和美洲的美国生产，同时还开始尝试在秘鲁生产。起初，奎宁
仅仅是作为当地金鸡纳产业的补充，至少在奎宁产业最初的数十年
里是如此。后来，佩尔蒂埃创立了一家公司，其产品的纯度在广阔

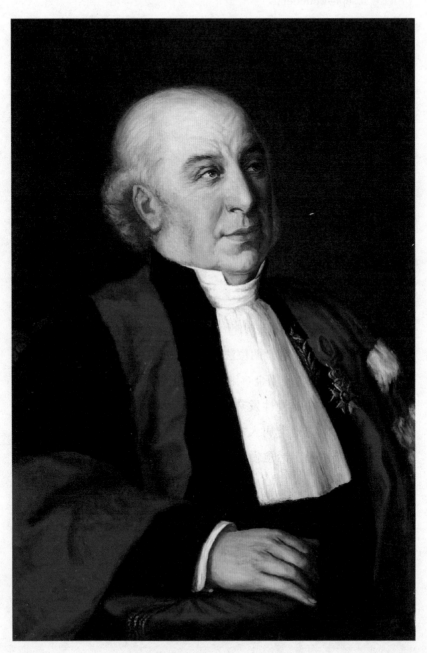

法国药物学家约瑟·卡文图

的北大西洋市场上树立了标杆。到30年代后期，法国的奎宁产量估计每年超过12万盎司。

奎宁早期成为推动金鸡纳树皮进入北大西洋市场的重大一步，证明它的市场效应利润丰厚。到了19世纪三四十年代，市场竞争中，成功的公司或是与竞争对手合并，或是将对方淘汰，最后形成了寡头垄断的格局。到30年代中期，"霍华德和肯特公司"（Howard and Kent）的建立成为英国最大的奎宁生产商。在美国，到40年代，出现了两个相互竞争的化学制造公司："罗森加顿和丹尼斯公司"（Rosengarten & Sons）和"法尔、鲍尔斯和韦特曼公司"（Farr, Powers and Weightman），前者后来成为"霍华德父子公司"，后者也成为"鲍尔斯和韦特曼公司"。都是由这些公司给批发商和零售的药方提供化学品。

奎宁虽然十分苦涩，但从19世纪20年代中期开始，作为一种有效的抗疟药，对它的需求仍然迅速增长。像西欧和美国一些长期使用金鸡纳树皮的国家，人们普遍具有的良好的服用经验，奎宁就很容易融入本草药剂之中。如奎宁首次在费城生产后一年左右，一些早期采用者就接受了奎宁的使用。最初，奎宁的价格相当昂贵，而且医生在应用的适量或应用的时间安排上，也未能达成共识。但在进行了一段时间的试验之后，例如在皮肤上施加奎宁粉剂，口服奎宁也很快就达到普及。在19世纪30年代和40年代的几十年间，在北大西洋世界，奎宁的使用已经在很大程度上取代了金鸡纳树皮的使用。随着制品数量的增加、规模的扩大，奎宁的价格也开始下降了。

奎宁的使用后来还渗透到热带殖民地的欧洲侨民社区。原以为英属印度似乎是一个有前途的市场，然而，事实证明这是一个空想，因为奎宁高昂的价格，像当年的金鸡纳树皮一样，使它脱离印度当地广大受苦居民的需求。有能力买得起这一药物的欧洲居民也比较少。另外，有一种偏见对它造成很大的影响。1813年，一位叫詹姆斯·约翰逊的医生在伦敦出版了一本书《热带气候，尤其是印度的气候对欧洲人健康的影响》(*The Influence of Tropical Climates, More Especially the Climate of India, on the Constitutions of Europeans*)。在这部书中，作者强烈谴责了对金鸡纳的应用。于是在随后的 20 多年里，加尔各答全科医院中的欧洲医生都受他的影响，不用金鸡纳，而转而用汞化剂、放血和酒精刺激等来治疗疟疾。对金鸡纳及其生物碱的这种偏见直到 1835 年才得以扭转过来重新获得应用。立即，疟疾病人的死亡率降低了不止几个百分点。

19 世纪 30 年代初，奎宁在阿尔及利亚也取得了类似的突破。法国军医弗朗索瓦·马约 (Frangois Maillot) 开始用奎宁治疗疟疾发作的士兵，结果证明这种药物的价值。于是，在阿尔及利亚，用奎宁治疗法国士兵就成为常态。后来，官方也开始承认马约在法国殖民所做的成功改革具有重要意义。

至迟到 19 世纪 40 年代，在撒哈拉沙漠的西非海岸，欧洲的居民已经自行开始使用奎宁来治疗疟疾了。亚历山大·布赖森 (Alexander Bryson) 是西非海岸英国海军的首席医官。他曾在 1847 年指出："如今，奎宁的使用已成常规，居住在西非任何一地的欧洲人，家里都没有找不到奎宁的，实际上它已经被认为是生活必需品之一。" 1848 年以后，对金鸡纳和奎宁的应用就更规范了：在葡萄酒中掺入苦味的金鸡纳，最大量为几许，都有规定的标准，金鸡纳产品的应用不能由个人来决定了。

当时，很长一段时间里，北美都是奎宁的最大需求地，特别需要说到的是，奎宁能在美洲，特别能在美国广泛应用，萨平顿医生功不可没。

约翰·萨平顿 (John Sappington，1776—1856) 出生于美国马里兰州切萨皮克湾的一个富有开创性的医生家庭，后来全家迁居到田纳西州的纳什维尔。约翰先是做父亲的一个学徒，比较正规的训练是参加费城医学院一个学期的培训班。多年后，1817 年，他带着孩子，从纳什维尔来到中密苏里州。

在约翰·萨平顿开始学医的那个时期，医生们都相信，发热病的出现是受了刺激或者情绪过于激奋的缘故，医治的第一步就要让病人"镇定下来"，通常是放血或一次次使用甘汞甚至胡椒、大黄等泻药和催吐剂，或者一并运用这些方法。金鸡纳大约是在

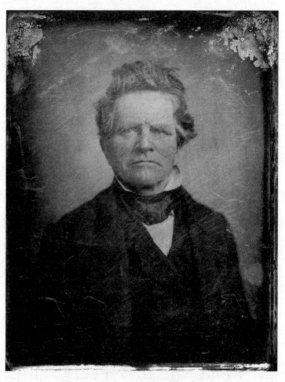

约翰·萨平顿医生

1745年左右传入美国的，但一直没有受到欢迎。普遍的看法认为，它是一种兴奋剂，应在没有发热的情况下适当使用，而且得在放血和催泻之后卧床的病人能够站立起来之后服用。

但是萨平顿医生和其他医生完全不同。他都是在病人看上去"血液过旺"的时候，才给他放血，但这种情况也很少见。他一般都用金鸡纳，不仅为了治病，也为了预防。

后来，萨平顿回忆说，在结束学徒期限之后不久，他见到一本小册子，讲的是金鸡纳在秘鲁发现的历史，或者是一个涉及钦琼伯爵夫人的虚构的文本，及奎宁如何用于医治发热病的情况。于是，他依照书中说的，在健康状态下，用10—12格令的硫酸奎宁在自己身上进行试验。结果是没有任何副作用，脉搏和体温都很正常。这使他有信心在发热病人身上进行实验，虽然并非一点儿也不担忧。

"许多天，我都整日坐在病人的床边跟他一起，焦急地等待着服药对他们的影响。"后来他在《发热病的理论和治疗》（*Theory and Treatment of Fevers*）一书中说。同时他也给他们服用安慰剂，一种面包片，让别人和家属保有信心。

到了 19 世纪 20 年代离开家乡去往费城求学时，萨平顿对金鸡纳树皮已经具有坚定的信念了。他甚至还怂恿费城医学院的一位医生去进行这项研究。他有一个病人，因为"仅仅是发热"，在医院里住了三个星期，一直寒热不止，非常忧虑，尽管在发作的过程中可以走动，但病情没有得到真正的改善。萨平顿说，他相信他可以在葡萄酒中掺一盎司的金鸡纳树皮来治好这人的病，"只要胃受得了，然后在再次发冷之前一次性将剂量增加一或三倍"。那医生遵照他的建议，结果真的把这患者的病治好了。

1823 年，费城新创的"罗森加顿父子公司"（Rosengarten & Sons）仿效佩尔蒂埃和卡文图的方法，从金鸡纳树皮中提炼奎宁。据说当得知这一消息后，萨平顿立即跨上马，奔往费城，找到罗森加顿父子公司，购下公司提炼出来的全部产品。在出席了几次有关的医学讲座后几天，他在马鞍囊里装上这些神奇的药品，回到密苏里。

回来之后不久，萨平顿就开始在行医中使用奎宁：他的治疗量是每 4 小时 2 格令或 3 格令硫酸奎宁，为期 2 天或 3 天。为了预防，他还在处方中使用同样的剂量，每天 4 次或 5 次。他推荐给病人的食谱也完全是讲究实用的：除奎宁这一有效药物外，还掺上甘草来掩盖奎宁的苦味，并加芳香的檫树油作为润湿剂，最后以没药树胶把它们和起来。萨平顿和他几个儿子，还有他的奴隶们，将这些药物捣碎，做成药片，12 片或 24 片装成一盒应用并出售。

萨平顿的销售队伍，尤其在早期，主要是由家人、朋友和邻居组成，繁忙的几年里，多达 35 人。他们每年外出销售时间长达六个月，销售地区到达美国中部各地，从俄亥俄州到得克萨斯州，从内布拉斯加州到亚拉巴马州。销售最丰硕的 1844 年，共售出 50 万盒药品。有传言说，夏秋季节，密西西比河谷教堂里的钟声每两个小时响一次，提醒听到的人不要忘记服用预防发热病的药片。因为药片有效，人们乐意掏钱，使萨平顿"获得可观的收入"。据此，萨平顿被认为是医学史上成功使用奎宁治疗疟疾的第一位医生。

意大利历来就是疟疾最流行的地区。1870 年，意大利半岛完全统一为一个国家之后，面对全国，特别是南部地区疟疾的发病率和死亡率，严重阻碍国家的经济发展，政府曾试图通过排干罗马郊外蓬蒂内沼泽，来扑灭传播疾病的蚊子，但是没有成功。19 世纪 90 年代，政府在专家的帮助下考虑，从药物方面入手，再次致力于消除疟疾。他们考虑原先因为奎宁价格昂贵，很难在全国所感染疟疾的地区应用，如果降低奎宁的成本，可以让每个人都能应用来预防和治疗疟疾。为了实现这一目标，政府对奎宁的销售确立了垄断地位，并向土地所有者和劳工的雇主收取奎宁税，以补贴药品的成本，理由是他们对疟疾的持续存在负有责任。政府还给第一次世界大战开始时建立起来的大约 1200 个农村医疗中心和那些甚至获有低补贴价格也负担不起的人提供奎宁。同时，政府还发起了广泛的公共卫生运动——创建农民学校，为农民提供普通教育，了解有关疟疾的知识。

医学史家评论说，意大利的这场运动虽然没有实现所有的目标，在某一方面却非常成功，它使意大利疟疾的死亡率大幅降低，从 1900 年每 100 万人中的 490 人下降到 1914 年每 100 万人中的 57 人。并且，在这十多年中，发病率虽然都有波动，但基本上保持不变。

但是，渐渐地，疟疾的寄生虫疟原虫表现出强大的抗药性，使奎宁、氯喹等抗疟药减低甚至失却预防或医治疟疾的效能。于是，这就向医学家提出一个新的任务。

第九章　青蒿素

尽管千百年来，病菌在与人类的较量中一次次失败，但是总是有一些生命力特别强的病菌会存活下来，并演变出一代代的变种。疟原虫就有这样的情况。

近几十年来，研究者一次又一次惊奇地发现疟原虫出现强大的抗药性，使奎宁、氯喹等原来有效的抗疟药物对它失去了作用。于是，疟疾又重新在一些地区肆虐，尤其在东南亚，疫情在20世纪60年代竟然蔓延到无法控制的地步。典型的如在越南战争中，疟疾已经成为以美国为主的一方和北越、中国一方战士的致命杀手。这种传染性疾病肆虐的时候，最高甚至可以导致一个军团内近1/3的人失去战斗力，病死的战士超过战场上阵亡的人数，被称为比子弹或炸弹还可怕的"敌人"。因此，能否抵抗疟疾也便成为战争胜负的关键。

为了解决这个问题，美国专门成立了"疟疾委员会"，大量增加经费，组织数十个单位来研究对策。越南方面，则有共产党主席胡志明亲自来中国，向中国共产党毛泽东主席提出支援抗疟疾药物和方法的请求。于是，毛泽东主席和周恩来总理就指示有关部门，要把解决热带地区部队受疟疾侵害、严重影响战斗力和军事行动的问题，作为一项紧急援外的战备任务立项。

接受任务后，中国国家科委和中国人民解放军总后勤部立即于

1967 年 5 月 23 日在北京召开"疟疾防治药物研究工作协作会议"。以后 5 月 23 日这一日期"523"便作为这项保密任务的代号，从事这项工作的人员集体就定名为"523 项目组"。

开始时，研究人员曾从灭蚊、筛选新药和针灸等五个方面着手，希望找到扑灭疟疾的方法。但是研究了两年，尽管筛选出的化合物和中草药多达万余种，都没有取得理想的结果。于是，有人提出，请中医研究院的研究人员加入项目组来，希冀从传统的中草药中选取有用药物。

当时中国正处在"文化大革命"期间，许多经验丰富的老专家都已"靠边"，科研工作也几近全面停顿。能够接受这一重任的只有从年纪较轻的研究人员中选取。最后，首选的对象落到年仅 39 岁的屠呦呦身上。

屠呦呦 1930 年生于浙江省宁波市，是家里五个孩子中唯一的女孩。呦呦这一来自《诗经》中的"呦呦鹿鸣，食野之蒿"的名字，是父母对她所寄予的美好期待，似乎也象征了她天生要与"蒿"结缘。高中毕业后，她考入北京大学医学院药学系生药学，四年里，她学习努力，成绩优良，尤其对植物化学、本草学和植物分类学有着极大的兴趣。

1955 年毕业后，屠呦呦被分配在卫生部中医研究院中药研究所工作，其间曾从事半边莲、银柴胡等药物的生药学研究，取得良好的成果。1959—1962 年，她又参加了卫生部举办的全国西医离职学习中医班，系统学习了中医药知识，并深入药材公司，向老药工学习中药鉴别及炮制技术，对药材的品种真伪和道地质量有了进一步的感性认知。

当时，屠呦呦虽然在职称上还只是一个研究实习员，相当于大学中的助教，看起来似乎太低了。但是她具有如此的中西医两方面的学术背景，而且已经在岗位上工作了 14 年之久，尤其是她当时正在致力于研究从植物中提取有效化学成分，这正是这次的任务所最需要的。所以，从各方面衡量，研究所原所长和同事们也都公认，屠呦呦具有扎实的科研能力，是肩负本项任务最合适的人选。于是，屠呦呦被任命为"523项目组"的组长。

研究组开展工作的时候，起初只能是屠呦呦一个人在研究。她先是广泛收集和整理中国历代的医籍，同时向老中医请教。这样，在三个月里，她就从古籍里2000多个内服、外用、植物、动物、矿物方药中，精选和编辑出一册多达640个方药的《疟疾单秘验方集》，其中虽然也包括青蒿，但在第一轮的药物筛选和实验中，青蒿并没有成为她关注的对象。

后来，随着人员的充实，屠呦呦就不是单独一个人了。于是，她就带动全组的人，继续翻阅历代的一册册中医古籍。工作是繁杂的，也不知到底哪一种药剂有用。直到有一天，她从一本古书——葛洪的《肘后备急方》中得到了启发。

葛洪（283—363）自号抱朴子，是东晋时代的道教学者，又是一位著名的炼丹家和医药学家。他的医学著作《肘后备急方》，书名的意思是可以常常备在肘后（带在身边）的应急书，是应当随身常备的实用书籍，像是一部救急简易手册。书中收集了大量救急用的方子，这都是他在行医、游

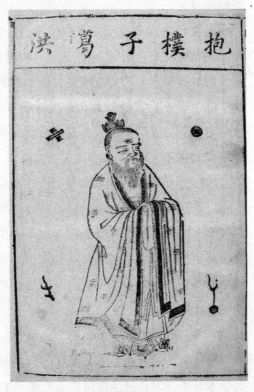

葛洪像

历的过程中收集和筛选出来的。在《肘后备急方》中，有一处说道：
"青蒿一握，以水二升渍，绞取汁，尽服之。"意思是抓一把青蒿，
用水泡了之后，绞成的汁，全都喝下。

有关青蒿作为药物应用，在中国已有很久的历史，最早见于湖
南马王堆发掘汉墓中的帛书《五十二病方》，此后汉朝的《神农本
草经》，还有宋朝的《圣济总录》、元朝的《丹溪心法》、明朝的
《普济方》等，均有"青蒿汤""青蒿丸""青蒿散"截疟的记载。

只是这些"青蒿汤""青蒿丸""青蒿散"怎么用呢？

屠呦呦试着将青蒿用水煮，或者用乙醚来提取，做了多次试用，
但效果都并不好。屠呦呦想，是不是因为水煮时的高温或者乙醚的
性能影响了青蒿中的有效成分？或者是否与这青蒿的采收季节有关？
于是，她设计了多个方案，如用 60 摄氏度以下的低温提取青蒿，再
用水、醇、乙醚等多种溶
剂分别提取，或者将青蒿
的茎秆和叶子分开提取。
经过一个多月，如此试验，
屠呦呦和她组内的成员一
起，总共经历了 190 次的
失败，最后终于获得成功：
应用提取物来杀灭疟原虫，
达到 100% 的有效抑制率。

不过这还只是实验室
里的研究。若是真的用到
疟疾病人的身上，是否也
会有如此 100% 的有效抑制
率呢？而且这一药物是否
还有副作用？这一切都得
考虑。下一步就需要对药

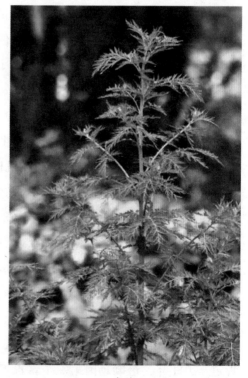

青蒿

物进行临床前的毒性试验；照例得先是在动物身上进行实验成功之后，再需要在人——志愿者身上进行实验。

在进行临床前的人体实验时，屠呦呦不但声称自己是课题组组长，因而"有责任第一个试药"；而且尽管可能有副作用，试药具有一定的危险性，屠呦呦仍然一意孤行。

1972年7月，屠呦呦和另外两名科研人员一起住进北京东直门医院，在严密的监控下进行了一周时间的试药观察，为发现提取物对人体有无明显的毒性副作用。实验证明，药物性能良好；随后增大剂量再次试服，受试者同样也情况良好。于是，屠呦呦于1972年8—10月，亲自携带药物，前往海南昌江这一多疟地区找病人试用。通过对21例疟疾病人的疗效观察，结果查明：间日疟11例，平均退热时间为19小时；恶性疟9例，平均退热时间为36小时；还有混合感染1例，也疗效显著，疟原虫全部转阴，临床结果令人满意。此外，同年还在北京302医院验证了9例，同样均属有效。

在取得这一阶段性胜利两个月后，课题组对青蒿乙醚提取物的有效成分进行纯化和分离。此项工作，共做了五次，分离出多个结晶，然后在患疟疾的大鼠身上进行实验，评价它的药效，证实了从青蒿中获得的单一化合物具有抗疟活性。这被看成青蒿素的诞生。后来，山东、北京、云南等地的研究机构运用独立提取出来的青蒿素进行的实验，也都证明这一药物对防治疟疾的有效性。于是，屠呦呦的团队于1977年以"青蒿素结构研究协作组"之名，在《科学通报》上公开发表了青蒿素的结构。此后又在《化学学报》《中药通报》《药学学报》、*Planta Medica*、*Nature Medicine*等刊物上介绍了青蒿素的研究。没有署屠呦呦为第一作者和其他个人的名是因为那时一切成果都强调集体的作用。

青蒿素的抗疟效能不但在国内被认可，在国际上也获得充分的肯定。2011年，屠呦呦因第一个将青蒿素带到"523"项目组、第一个提取出具有100%抑制率的青蒿素和第一个做了临床实验，而被授予"拉斯克临床医学研究奖"。评奖委员会成员、斯坦福大学教授露西·夏皮罗评价说："在人类的药物史上,我们如此庆祝一项能缓解数亿人疼痛和压力并挽救上百个国家数百万人生命的发现的机会并不常有",这要归因于屠呦呦及其团队的"洞察力、视野和顽强信念",为世界提供了过去半个世纪里最重要的药物干预方案。尤其是因"有关疟疾新疗法的发现",屠呦呦与爱尔兰科学家威廉姆·坎贝尔和日本科学家大村智同时被授予2015年诺贝尔生理学或医学奖。评奖委员会宣称:

> 由寄生虫引发的疾病困扰了人类几千年,构成重大的全球性健康问题。屠呦呦发现的青蒿素应用在治疗中,使疟疾患者的死亡率显著降低;坎贝尔和大村智发明了阿维菌素,从根本上降低了象皮病和河盲症的发病率。今年的获奖者们均研究出了治疗"一些最具伤害性的寄生虫病的革命性疗法",这两项获奖成果为每年数百万感染相关疾病的人们提供了"强有力的治疗新方式",在改善人类健康和减少患者病痛方面的成果无法估量。

谦逊的屠呦呦觉得这都是集体的功绩。她在受奖答词中明确表示,"这不仅是授予我个人的荣誉,也是对全体中国科学家团队的嘉奖和鼓励"。

早在获奖之前,2005年,世界卫生组织就宣布使用青蒿素联合疗法的战略。这一战略在世界各地被广泛使用,显著减少了疟疾的症状,挽救了数以万计人的生命,尤其是非洲儿童的生命。此法已经成为全球治理疟疾的首选药物。

但是,一种"超级疟疾"再次出现。

2017年3月,研究者发现,一种能抵抗广泛使用的药物组合的疟原虫在东南亚肆虐。这种"超级疟疾"一经出现,便迅速从柬埔寨西部，穿过泰国东北部，一直延伸到老挝南部，越南南部甚至也出现了病例。青蒿素联合治疗方法对于患了此类超级疟疾的病人来说，失败率总是居高不下。此外，泰国曼谷玛希隆—牛津热带医学研究所团队在 2017 年 10 月出版的《柳叶刀·传染病》杂志刊文称："这种疟原虫能抵抗青蒿素联合治疗（ACT），并且在大湄公河次区域广泛散播，成为该地区主要的疟原虫。"研究人员警告，如不能得到有效控制，"超级疟疾"可能会进一步扩散传播。

针对此情况，屠呦呦团队提出了新的治疗应对方案，相信"在可预见的未来，继续合理和战略性地应用青蒿素联合疗法，是应对治疗失败的最佳解决方案，也可能是唯一解决方案"。但这就能一劳永逸消灭疟疾吗？很难说，因为人类和病菌的博弈永远都是在路上。

第十章　遗　补

要　事

古生代

医学史家相信最早的疟疾寄生虫疟原虫，可以追溯到 5.70 亿至 2.45 亿年的地质年代。

公元前 8000 年

随着农业的出现和扩张，第一批人口涌现，疟疾的流行便成为一种传染病。

公元前 2700 年

中医经典《黄帝内经》有疟疾的记载。

公元前 2000—前 1500 年

苏美尔和埃及的医生描述了类似于疟疾的症状。

公元前 800 年

印度外科医生苏胥如塔（Sushruta）在《妙闻集》（*Samhita*）中

写到疟疾是被昆虫叮咬引起的。

340 年

中国晋朝的医药学家葛洪在《肘后备急方》中最早描述了青蒿具有抵抗发热的特性。

11 世纪

宋代的科学家沈括（1031—1095）在《梦溪笔谈》中提到青蒿有黄色和青色两种，具有显著的抗疟性能。

1000—1500 年

疟疾已经在北欧出现。

1492 年起

欧洲人的到来，首次将疟原虫带到美洲。

1632 年

耶稣会士伯纳比·科博（Padre Bernabe Cobo，1582—1657）向欧洲报道了有关规那树的信息。

1630 年

耶稣会神父安东尼奥·德·拉·卡兰查（Antonio de la Calan-cha）在《秘鲁圣奥古斯丁教团的道德化纪事》中写道：一种长在洛克扎地区叫热病树的，治疗疟疾有神奇效果。

1649 年

《罗马药典》（*Schedula Romana*）出版。此书是应用金鸡纳为抗疟疾配方的早期例证。一般认为它是由西班牙枢机主教胡安·德·卢戈

（Juan de Lugo）授意，药师彼得罗·普塞里尼写成而出版的。

1663 年

意大利医师塞巴斯蒂安诺·巴尔迪（Sebastiano Baldi）撰写了有关应用金鸡纳树皮的第一本汇编。

1712 年

意大利医师弗朗西斯卡·托尔蒂（Francesco Torti，1658—1741）在《治疗专家》（*Therapeutice Specialis*）一书中描述了金鸡纳树皮的治疗特性。

1717 年

意大利流行病学家乔万尼·马丽亚·兰奇西在《论沼泽的毒性》中暗示蚊子在发热病——疟疾传播中的可能作用，建议排干沼泽中的水来预防疟疾。

1740 年

英国作家霍勒斯·沃波尔第一次在书信中写到 malaria（疟疾）一词，从而将该词引入英语词汇。

1821 年

法国药剂师约瑟·佩尔蒂埃和化学家约瑟·卡文图从金鸡纳树皮中分离出两种活性金鸡纳生物碱——奎宁和金鸡纳素。

1874 年

奥地利化学专业的大学生奥特玛·蔡德勒（Othmar Zeidler，1850—1911）首次合成 DDT（二氯二苯基三氯乙烷）。

1880 年

法国的夏尔·拉韦朗首次在感染者的红细胞内观察到寄生虫，据此提出疟疾是由生物引起的。

1881 年

古巴的流行病学家以强有力的证据证明后来被称为埃及伊蚊的蚊子会向人类传播疾病。该理论一直争议了 20 年，直到 1901 年为沃尔特·里德所证实。

1886 年

意大利医师卡米罗·戈尔吉（Camillo Golgi）发现，间日热和三日热的病原是两种不同的疟原虫，这两种疟原虫在成熟时会产生不同数量的裂殖子，裂殖子破裂，破坏红细胞，即引起症状的发作。

1890 年

意大利医师乔万尼·格拉西和意大利医生雷蒙德·费里蒂（Raimondo Feletti，1851—1927）最先为影响人类的两种疟原虫命名为"间日疟原虫"（Plasmodium vivax）和"三日疟原虫"（Plasmodium malariae）。

1895—1898 年

英国在印度工作的医生罗纳德·罗斯证明疟疾是通过蚊子传播的，为抗击此病奠定了基础。他因此获 1902 年诺贝尔生理学或医学奖。

1897 年

美国病理学家威廉·亨利·韦尔奇（William Henry Welch，1850—1934）为三日热疟原虫命名为"恶性疟原虫"（Plasmodium falciparum）。

1900—1907 年

意大利在世界上最早颁布一系列控制疟疾的法律。

1903 年

"美国热带医学卫生协会"（American Society of Tropical Medicine
and Hygiene）成立，主要研究保健和教育活动。该协会今天还在全
球范围内，主要在发达国家运作。

1910 年

发现第一例疟疾对奎宁的耐药性。

1913 年

"洛克菲勒基金会"成立，并通过其分支机构之一的国际卫生部
开展除黄热病和钩虫病之外的抗疟运动。

1922 年

英国寄生虫学家约翰·史蒂芬斯（John William Watson Stephens）
描述了人类疟疾的第四种寄生虫——卵形疟原虫（Plasmodium ovale）。

1931 年

英国寄生虫学家罗伯特·诺勒斯（Robert Knowles，1883—1936）
和印度寄生虫学家莫亨·古塔（Biraj Mohan Das Gupta，约 1889—
1945）首先描述了常见于东南亚的灵长类疟原虫的形态。

1934—1935 年

锡兰（即今日的斯里兰卡）疟疾流行，影响了 27% 的人口。

1934 年

德国科学家汉斯·安德萨格（Hans Andersag, 1902—1955）在"拜耳化学公司"发明了氯喹。

1939 年

瑞士化学家保罗·赫尔曼·米勒（Paul Hermann Müller, 1899—1965）发现 DDT 及其化学衍生物对昆虫有剧烈的毒性，因此而获 1948 年的诺贝尔生理学和医学奖。在随后的几十年中，由于在家庭和其他传播场所以及排水计划中应用了 DDT，因此在大多数发达国家中，疟疾得以彻底消除。

1940 年

由于将含砷的化合物巴黎绿（Paris green）系统地用于繁殖场所，并将除虫菊喷雾杀灭技术应用于成年休息场所，从而实现了巴西东北乃至新世界冈比亚按蚊的彻底消灭。

1945 年

抗疟药物氯喹得以应用。

1946 年

抗疟疾新药卡莫喹（Camoquin）问世，经证实，单剂治疗有效。

1947 年

7 月，美国启动"全国消除疟疾计划"（National Malaria Eradication Program, NMEP）。在此之前，疟疾是美国的一种地方病，主要集中在东南部各州。该计划希望在 1951 年之前成功消除美国的疟疾。

1948 年

比利时医师伊格内斯·温克（Ignace Vinke）和昆虫学家马塞尔·里普斯（Marcel Lips）从中非野生的啮齿动物中分离出疟原虫中的"柏氏疟原虫"（plasmodium berghei）。

1948 年

"世界卫生组织"（World Health Organization，WHO）成立。

1955 年

第八届世界卫生大会（the 8th World Health Assembly）通过了全球消灭疟疾运动，内容是将 DDT 广泛用于灭蚊，连同使用抗疟药物，来治疗疟疾和消除人类体内的寄生虫。在接下来的 10 年中，该计划成功地消除了发达国家的疟疾。

1957 年

发现第一例对氯喹具有耐药性的疟疾。

1955—1972 年

保加利亚、塞浦路斯、多米尼加、格林纳达、匈牙利、意大利、牙买加、荷兰、波兰、罗马尼亚、圣卢西亚、西班牙、中国台湾地区、特立尼达和多巴哥，还有美国和委内瑞拉均获世界卫生组织的无疟认证。

1967 年

发现第一例对磺胺多辛乙胺嘧啶具有耐药性的疟疾。

1967—1981 年

中华人民共和国的“523 项目”启动，最终发现治疟新药青蒿素及其衍生物，还包括吡喃芳定、卢美特林和萘喹。这些抗疟药如今被广泛应用。

1969 年

世界卫生组织承认 1955 年开始启动的消灭疟疾的目标未能实现。

1972 年

美国禁止将杀虫剂 DDT 用于农业，用于抗疟疾例外。其他许多国家也效仿这项禁令。

1972—1987 年

澳大利亚、文莱、古巴、毛里求斯、葡萄牙、留尼汪、新加坡和南斯拉夫均获得世界卫生组织的无疟认证。

1974 年

欧洲和美洲 37 个国家的疟疾已被消灭。

1986 年

英国认定应用 DDT 违法。

1987 年

哥伦比亚生物化学家曼纽尔·埃尔金·帕塔罗约（Manuel Elkin Patarroyo，1946— ）开发出第一个针对恶性疟原虫的合成疫苗。

1992 年

非营利组织“国际疟疾基金会”（Malaria Foundation International，MFI）成立，目标是支持认识、教育、培训、研究和领导开发与应用工具来对抗这种疾病。

1996 年

推出抗疟新药阿托伐醌（atovaquone）。但同年就发现第一例疟疾对它具有耐药性。

1999 年

抗疟药物风险投资公司（Medicines for Malaria Venture，MMV）成立。未来的"比尔和梅琳达·盖茨基金会"将在随后几年成为其主要资助者之一。

2000 年

"比尔和梅琳达·盖茨基金会"由比尔和梅琳达·盖茨创立，其宗旨是在全球范围内增进医疗保健和减少极端贫困。它仅在疟疾方面的捐款就超过 10 亿美元。

2000 年

新的青蒿素联合疗法（ACT）启动。

2001 年

发现 DDT 对野生生物和环境具有危害性之后，根据《关于持久性有机污染物的斯德哥尔摩公约》（*Stockholm Convention on Persistent Organic Pollutants*），在世界范围内禁止将它用作杀虫剂。

2004 年

"抗疟疾基金会"（Against Malaria Foundation）在伦敦成立，旨在筹集资金，它筹集的大部分资金用于购买蚊帐。

2006 年

联合国基金会发起"蚊帐防疟"（Nothing But Nets）运动宣称通过购买、分发和教导使用蚊帐来预防疟疾传播。

2007—2015 年

在这几年里，亚美尼亚、马尔代夫、摩洛哥、土库曼斯坦和阿拉伯联合酋长国被世界卫生组织认证为无疟国家。

2012 年

"消除疟疾科学联盟"（Malaria Eradication Scientific Alliance, MESA）在西班牙成立，以开展消除疟疾的研究。

逸　事

开掘巴拿马运河

出身于官宦世家的费尔南德·德·雷赛布（Ferdinand de Lesseps，1805—1894）是一名法国外交家。但他更著名的是他作为一名开发商，1859—1869 年在埃及苏伊士地峡成功修建苏伊士运河，获荣誉军团大十字勋章、印度星形勋章和英国皇室授予的伦敦荣誉市民称号。1879 年，当在巴黎召开的国际地质科学大会决定修建巴拿马运河，让他来承担这项工程时，使欧洲的投资者深怀信心。但是巴拿马运河的开凿困难重重。

巴拿马地峡属于热带雨林气候，这里潮湿闷热，丛林密布，且交通闭塞，地形复杂，加上当时的基础设施又比较落后，简直缺乏起码的施工条件。因此，当来自牙买加、哥伦比亚、委内瑞拉和古巴等地的数万名工人和技术人员来到这里后，发现参天的密林中毒虫遍布，炎热的天气里疫病蔓延，严重威胁着他们的生命。事实也如画家保罗·高更去马提尼克前在这里所目睹的：工人们"每天晚上都遭蚊子的叮咬"。据统计，有 5500 多名法国人以及其他国家的 17000 名工人在巴拿马死于由蚊子传染的疟疾和黄热病，医院里 3/4 的患者都是这两种疾病的患者。《巴拿马运河法国技工光荣纪念册》（*Recordacion Perpetua a los Gloriosos Franceses Zapadores del Canal de Panama*）特别记录了 27 名死在这里的法国技工的名字，他们分别来自巴黎、马赛、上萨瓦省、布雷斯、塔恩和枫丹白露，没有一个不是法国最好的工程学校之一的毕业生，都非常年轻，只有两人到了 30 岁。他们都是在到达这里之后，不久在 1884 年至 1885 年冬期间死亡。以致《哈珀斯周刊》（*Harpers Weekly*）配一幅插图讽刺说："德·雷赛布先生是在掘运河，还是在掘坟墓？"

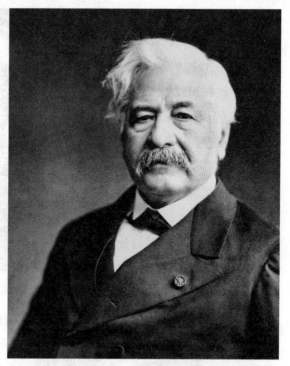

费尔南德·德·雷赛布

"拙劣的计划、疾病以及被控欺诈"，德·雷赛布所组的开凿运河的"两大洋运河世界公司"于 1889 年倒闭。1903 年，巴拿马授予美国开掘运河的权利，1904 年在美国的监督下动工，花了 10 年时间成功完成。

巴拿马运河这次开掘成功，主要是有赖于戈尔加斯上校的工作。

威廉·克劳福德·戈尔加斯（William Crawford Gorgas，1854—1920）原是一名军医，他深知蚊子传播的疾病对工程影响的严重性。于是，在运河开始挖掘之前，他就招募了一批军事卫生专家，并采取一系列必要的卫生措施。

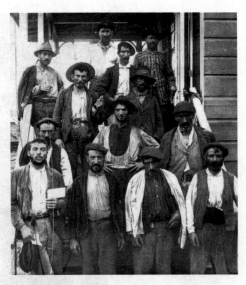

开掘巴拿马运河的西班牙劳工

戈尔加斯将运河区划分为 25 个区，每区安排一个卫生检查员，负责监督 20—100 名工人。工人们要使离运河 5 英里内的房屋和村庄周围 200 码都保持清洁：排干沼泽地，用石头和水泥填充排水沟，防止植物生长，不能繁殖蚊子；检查员还要给数千座工人和兵营房舍装上纱窗，使蚊子进不到室内。此外，也使用了预防药奎宁，不但在 21 个诊所里为工人免费提供奎宁，还在所有的酒店和餐桌设置自动取物器，方便自行取用奎宁。据统计，开掘期间，平均每天都有一半的劳动力服用预

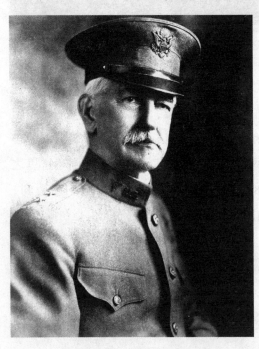

威廉·克劳福德·戈尔加斯

防量的奎宁。

戈尔加斯的卫生工作大大减轻了运河区的疟疾的传染，员工因疟疾造成的死亡率从 1906 年 11 月的 11.59‰下降到 1909 年 12 月的 1.23‰；居民总人口中因疟疾造成的死亡人数从 1906 年 7 月的最高值 16.21‰，降至 1909 年 12 月的 2.58‰。在劳动力中，因疟疾而住院的员工比例 1905 年 12 月为 9.6%，1906 年为 5.7%，1907 年为 1.8%，1908 年为 3.0%，1909 年为 1.6%。有感于此，巴拿马的这一卫生设施被公认为 "世界上最伟大的卫生成就"。但是负责这项卫生工作的戈尔加斯却说要对罗纳德·罗斯表示深深的感谢，因为：

> 您发现蚊子将疟疾从一个人传给另一个人，使我们在巴拿马有可能防治这种疾病，在我们所从事建造运河的巴拿马海峡将蚊子几乎全部扑灭。
>
> 因此，不是我最后一个要说，是您的发现使巴拿马在海峡上建造起运河。

墨索里尼的抗疟工程

在 20 世纪的前 30 年，西方富裕的国家从经济上自利考虑，进行了大规模的抗疟工程。美国需要巴拿马运河沟通大西洋和太平洋，所以威廉·克劳福德·戈尔加斯将军排干沼泽和渗水，来消灭巴拿马运河区携带疟疾和黄热病菌的蚊子。英国为了发展汽车业需要橡胶，马来亚的马尔科姆·沃森（Malcolm Watson）医生设计了地下土壤排水装置，来破坏按蚊的繁殖地点，在种植园中干活的苦力割胶时不受蚊子叮咬。可能，抗疟工程项目中最有纪念意义的还是墨索里尼的意大利所进行的。

今天，在人们的心目中，贝尼托·墨索里尼（Benito Amilcare Andrea Mussolini, 1883—1945）是欧洲第一个法西斯独裁者，罪有应得

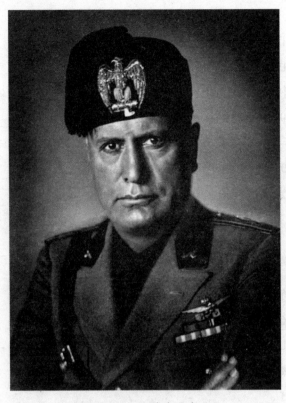
意大利法西斯独裁者墨索里尼

地于 1945 年 4 月 28 日被游击队枪毙。但在 20 世纪二三十年代，相当意大利人，包括著名的疟疾学家，都容忍他的行为和他的政策；何况他还令火车准时运行，清除了自古以来从罗马到海边疟疾造成的负担，因此，他还是被意大利人，尤其是蓬蒂内沼泽一带的意大利人所铭记。

位于意大利中南部的蓬蒂内沼泽是一片湿地，长满青草，但也是蚊子的滋生地，属世界上最多疟的地区之一。每天，牧羊人都会从山上下来，在这里放牧羊群，然后在傍晚回到高地。20 世纪 20 年代，人们错误地以为，只要在这里种上桉树，这树会散发出有害于蚊子的挥发性物质就好了。但是不管种没种桉树，蓬蒂内仍然是一个不可居住的疟区。

在 20 世纪 30 年代，墨索里尼在听取了意大利疟疾学家的建议后，修建了一个庞大的排水渠，其中最大的是"墨索里尼大运河"。蓬蒂内沼泽开始排干，按蚊失去了滋生和繁殖之地。这项庞大的工程虽然耗资昂贵，但能使疟疾的传播减少到可以让人类定居的地步。为此，在蓬蒂内镇上建了纪念馆，在附近的萨博迪亚（Sabaudia）镇，1938 年还建有一座大型纪念柱。

让染上疟疾来医治梅毒

1905 年 3 月 3 日，德国动物学家和微生物学家弗里茨·理查德·绍丁（Fritz Richard Schaudinn，1871—1906）用当时最先进的"蔡司显微镜"，检查一位 25 岁疑似患第二期梅毒的女子的皮肤样本时，见有非常轻盈的苍白而扭曲的螺旋形微生物在蠕动，发现了梅毒的病原体"苍白密螺旋体"。后来，微生物学家们在进一步研究苍白密螺旋体的培养物时，观察到苍白密螺旋体对温度比较敏感，在高于人的正常体温98.6华氏度时即会被杀死。这就说明，人类可以忍受这种高温，将苍白密螺旋体"烤死"。

朱利叶斯·瓦格纳·冯·尧雷格（Julius Wagner von Jauregg，1857—1940）是维也纳大学的神经病学教授，1915 年，他希望利用这一发现，通过这种"热疗"的办法来医治他的瘫痪病人。只是如何掌握温度呢？当时没有微波炉，也没有今天烤面包那样能够控制温度的技术。后来，他想到，有一种可以很好地满足所有技术要求的"降温剂"——疟原虫！疟原虫可以说是最好的热源，在人类宿主中引起发热的能力，没有比这种疟疾的寄生虫更理想的了。在疟原虫完成发热的任务之后，奎宁即可将它杀灭。

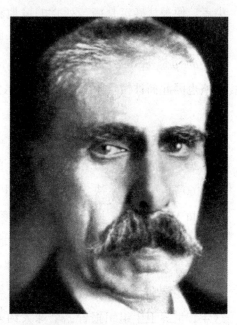

朱利叶斯·冯·尧雷格

1917 年，冯·尧雷格用疟原虫引起的疟疾病人的血液，来接种梅毒病人。接受接种后几天，病人第一次患上了疟疾，出现发热和颤抖。

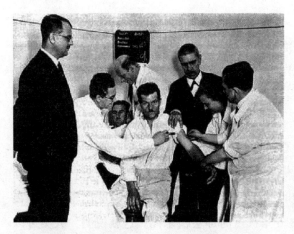

观察给梅毒病人输入疟疾病人的血液来治疗

五六个小时后症状停止，然后在 48 小时后再次出现。冯·尧雷格让症状循环重复三次到四次，然后服用奎宁进行治疗，效果显著，晚期的梅毒没有发展。不错，疾病并不一定转好，但他们没有继续恶化。对于那些只有轻度神经系统疾病的患者，甚至可以基本恢复正常生活。

冯·尧雷格的这一治疗方法产生很大的影响，在欧洲，这种治疗机构迅速产生，此疗法也被美国所采用。这样，数以万计的梅毒患者，便被从确定是痛苦死亡的境地获得了挽救。在描述这种疗法的论文《接种疟疾预防和治疗间歇性麻痹》（*Verhütung und Behandlung der progressiven Paralyse durch Impfmalaria*）发表 10 年后，冯·尧雷格也因此而被授予 1927 年的诺贝尔生理学或医学奖。

"世界防治疟疾日"

2007 年 5 月，"世界卫生组织"的决策机构"世界卫生大会"在第 60 届大会上，决定每年的 4 月 25 日为"世界防治疟疾日"（World Malaria Day），目的是提供对疟疾的了解，引起重视，推动对疟疾的防治。从第二年起，每年的"世界防治疟疾日"都有一个主题，教育人们认识疟疾的危害性，进行切实的防治。第一届，2008 年的"世界防治疟疾日"的口号是"疟疾：一种没有国界的疾病"。这年，世界卫生组织报告，全球大约 40% 的人受到疟疾的威胁，每年有 3.5 亿—5 亿人感染疟疾，110 万人因疟疾而死亡。每天有 3000

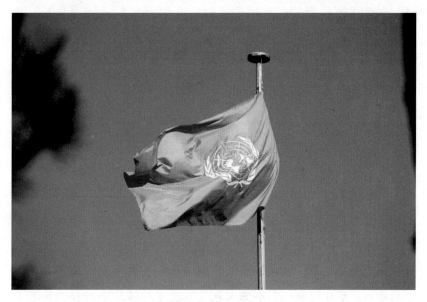

世界卫生组织的旗帜

名儿童因患疟疾而失去生命。发病主要集中在经济相对落后、交通不便的老、少、边、穷地区。对全世界大约 1/2 的人来说，疟疾迄今仍然是公众健康所面临的最严重威胁之一。以后历届"世界防治疟疾日"的主题如下：

2009—2010 年："消除疟疾。"

2011 年："取得进展和产生影响。"

2012 年："持续增长，挽救生命：投资于疟疾。"

2013—2015 年："未来投资：战胜疟疾。"

2016 年："永远消除疟疾。"

2017 年："让差距缩小。"

2018 年："准备抗击疟疾。"

2019 年："零疟疾始于我。"

后　记

　　小时候，打开我家的后门，就见有一个比较大的院子。那里，大部分是种的花草、水果和蔬菜；剩下的一头是一块空地，是用来晒稻谷的，夏日的晚上，全家人也聚在这里纳凉。小时候，我很喜欢去那里抓蝴蝶和蜻蜓，随便摘颗金橘或花红吃。当然，夜晚躺在这里，晚风吹来，一边看天上的星星和夜空的萤火虫，一边听父亲讲书中和社会流传的故事，觉得很有趣味。不足的是，时时刻刻都要受到蚊子的干扰，把我们全身叮得一个个包，而且痒得怎么也止不住。更可怕的是，蚊子还会传播疟疾。我就曾染上过一次，虽然不是我家后院的蚊子传染的，而是1945年我在黄岩新桥的"扶雅中学"读书时传来的。当时，老师让我写信给家里，请家人将我接回医治。幸亏买到特效药奎宁。我记得很清楚，这药一颗颗白白的，上面印有蓝色的外文字，从瓶子里倒在桌子上，发出清脆的声音。我吃的时候，不肯马上吞下去，而爱在口中含一会儿，因为它裹了糖衣。有一次，因为含得太久，苦得大叫，不得不让母亲快快拿白糖塞进我的嘴里。但当时奎宁的价格实在太高，我家庐阳乡下的药铺还买不到，而必须去路桥才能买来。父亲说为买这药，家里卖掉了好几亩田。如果没有快快痊愈，我们就无力医治了。确实，一些经济不够宽裕的家庭，就真的医不起了，我的一个小学朋友——一位常来我家为我祖父、父亲、母亲做衣服的裁缝师傅的儿子就因患疟疾而去世了。所以，纳凉—蚊子—疟疾—奎宁，从小在我心里，就留下了很深的印象。

上世纪八九十年代，我开始对医学史产生兴趣，在专著和 JA-MA、BMJ 等外文刊物上多次读到金鸡纳和钦琼伯爵夫人以及金鸡纳药效的发现和寻找金鸡纳的传奇故事，大大吸引了我的兴趣。我想我感兴趣的故事，其他的人，至少很多其他的人也会感到兴趣，于是便有将它写出来的冲动。我确实也写出来了，并作为我的专栏"人类疾病的背景文化"中的一篇，以《疟疾："去金羊毛"的现代传奇》为题，发表在 1996 年第 6 期的《书屋》杂志。后来，此文收入《人类疾病的背景文化》，于 1999 年由山东画报出版社出版。疏延祥发表在 2002 年第 11 期《书屋》杂志上的书评《呻吟声中的思索》中，还特地引用文章描述金鸡纳树的发现过程，评论说："读了上面这段文字，我相信每一个读者都觉得很有趣味，如果一本思想性的著作里常常出现这样让人感到津津有味的文字，我相信你会得出这样的结论：这是一本好书。我现在郑重向你推荐这本好书，它的名字是《呻吟声中的思索——人类疾病的背景文化》，它的作者是杭州的余凤高。"

在《呻吟声中的思索——人类疾病的背景文化》中，我共叙述了十八种疾病的历史。但因为篇幅关系，都说得比较简单，我有意撰写专著对其中的几种做详细的叙述。此前，这想法完成了一部分：《飘零的秋叶——肺结核的历史》和《智慧的痛苦——精神病的历史》已经出版。现在这册是《致命的亲吻——疟疾的历史》。

《致命的亲吻——疟疾的历史》几年前就开始写了。我习惯于环绕几个中心同时写一些不同题材的东西。于是，期间，除了《致命的亲吻——疟疾的历史》，我还出版了《那些巨匠和他们的缪斯女神》（2019 年，北岳文艺出版社）、《插图的历史》（2020 年，中国文史出版社）、《世界名著背后的故事》（2020 年，人民文学出版社）。

在撰写《致命的亲吻——疟疾的历史》中，我参考引用的主要著作有：

Crowford, Matthew James: *The Andean Wonder Drug, Cinchon Bark and Imperial Science in the the Spanish Atlantic, 1630—1800*, University of Pittsburgh Press, 2016.

Desowitz, Robert S: *The Malaria Capers: Tales of Parasites and People*, W. W. Norton and Company 1993.

Harold, Scot, H. : *A History of Tropical Medicine*, Edward Arnold and Co. , Ltd. , 1942.

Packard, Randall M: *The Making of a Tropical Dusease, A Short History of Malaria*, The Johns Hopkins University Press, 2007.

Rocco, Fiammetta: *Quinine : Malaria and the Quest for a Cure That Changed the World*, Harper Collins Publishers, 2003.

Shan, Sonia: *The Fever*, Farrar, Straus and Giroux. 2010.

Webb JR, *James L. A.* : *Humanity's Burden: A Global History of Malaria*, Cambridge University Press, 2009.

Winegard, Timothy C: *The Mosquiro: A Human History of Our Deadliest Predator*, An Imprint of Penguin Random House LLC. 2019.

《屠呦呦传》编写组：《屠呦呦传》，人民出版社，2018年版。

这些书，除了 *A History of Tropical Medicine*，是我通过我儿子的同学从浙江省医科大学的图书馆借的，其他的都是得到我原来的单位——浙江省社会科学院课题经费的资助，自行购置的。所以我要特别感谢我单位一贯的支持，虽然我已经退休多年。另外，当然我要感谢中国文史出版社慷慨接受我这册书稿。

此书涉及一些医学专业知识，我这个外行人肯定出错不少，希望得到批评指教。

余凤高于杭州红枫苑

2020 年 5 月 29 日